CÓMO ASEGURAR EL MEJOR DESARROLLO PARA TU BEBÉ

M.D. CARLOS MEDINA MALO

CÓMO ASEGURAR EL MEJOR DESARROLLO PARA TU BEBÉ

La mejor guía para padres con hijos de 0 a dos años de edad

MD. CARLOS MEDINA MALO

Cómo asegurar el mejor desarrollo para tu bebé
Primera edición, noviembre 2019

©Carlos Medina Malo, 2019
https://medinamalo.com
info@medinamalo.com

LinkedIn: linkedin.com/in/carlos-medina-malo-17b26a78
Facebook: https://www.facebook.com/medinamalo
Twitter: https://twitter.com/medinamalo
Instagram: https://www.instagram.com/carlos_medinamalo/
YouTube: https://www.youtube.com/user/CarlosMedinamalo

Página de Autor de Amazon:
amazon.com/author/carlosmedinamalo

Editor: Marcel Verand
Corrección de Estilo: Sandra Camacho Verand

A Marthica, mi esposa a quien le debo todo lo que he podido hacer durante los últimos 40 años, por su incondicional, su compañía, su compañía y su compañía y ayuda durante estos años.

AGRADECIMIENTO

A mis profesores, Jaime Potes de neurología y Harry Peterson de neuropediatría, quienes me enseñaron a través de la semiología neurológica, el camino para convertirme en un neurólogo funcional integrado.

A los niños que a través de los diferentes exámenes me enseñaron el qué, el cuándo, el cómo y el dónde debía intervenirlos para poder encontrar la alteración puntual que frenaba su desarrollo y así poder ayudarlos.

A los padres de mis pacientes, por su confianza y por permitirme ayudar a sus hijos, lo más hermoso y preciado de sus vidas, con mi trabajo.

A la Liga Central contra la Epilepsia, institución conformada por profesionales en neurodesarrollo y especializada en aspectos psicosociales que promueven el involucramiento social de los niños. Porque desde su creación me brindó la oportunidad de trabajar y ayudar a muchos niños, y por la visión integral que me permitió desarrollar. Dentro de la institución agradezco especialmente a Julieta de Castaño, que con su disciplina logró organizar las terapias en forma integrada.

A Martha, quien me ayudó a buscar las historias de cada uno de mis pacientes y a realizar el seguimiento correspondiente de sus procesos. Y por el amor y cuidado recibidos todos estos años.

A Jaime y Sanqui, por el impulso que me dieron y por ese momento en el que me motivaron para que, a pesar de mi condición médica, siguiera adelante.

A Marcel y Titi, quienes, en una forma laboriosa, meticulosa y oyéndome por muchas horas, lograron poner mis pensamientos en orden para poder transmitirlos a los padres de los niños que, en un futuro, necesitarán de una guía, o simplemente desearán marcar una diferencia.

ÍNDICE

TESTIMONIOS

Soy médico pediatra con casi veinticinco años de experiencia. Durante mi formación tuve la fortuna de contar con el invaluable apoyo de un profesor que marcó mi vida personal y profesional. De su mano, cada uno de los médicos en proceso de formación de pediatría aprendimos conceptos revolucionarios que en esa época eran desconocidos para casi toda la comunidad médica en áreas del conocimiento como: neurodesarrollo, farmacodinamia, farmacogenética y terapéutica. Nunca mostró egoísmo en la entrega del conocimiento, así, contribuyó a formar pediatras con un soporte académico sólido y en cada uno de ellos sembró la semilla de la curiosidad para seguir formándose.

Para mi sentir, la mayor enseñanza del Dr. Carlos Medina Malo tuvo que ver con el hecho de mantener en cada uno de los pacientes y sus familiares la «esperanza», ya que esta es el motor que mueve a la familia en torno a su niño. Me mostró que siempre hay algo para hacer por nuestros niños, que son el único motivo que debe impulsarnos en nuestra práctica diaria, me dio ejemplo de humanidad al mostrarme el trato que se debe dar a los pacientes y también aprendí que no se le debe negar la oportunidad a ninguno, por oscuro que parezca el panorama, haciéndome ver que cada uno de ellos representa para su familia una razón de existir y luchar.

Quiero manifestar la inmensa gratitud que debo a mi profesor y expresar que no conozco alguien más capacitado para transmitir «CÓMO ASEGURAR EL MEJOR DESARROLLO PARA TU BEBÉ», y el sello de garantía para esto es su entrega abnegada e incondicional al trabajo durante toda su vida.

Soy Francisco Adriano Céspedes Bolívar, médico pediatra, egresado de la Universidad Nacional de Colombia en 1995. Fui discípulo del doctor Carlos Medina Malo durante sus primeros tres años de trabajo en el Hospital de la Misericordia y, desde mi egreso a la fecha, he trabajado en la ciudad de Ibagué. El doctor Carlos Medina Malo ha colaborado en el estudio y manejo de muchos pacientes.

Francisco Céspedes Bolívar
Médico Pediatra

El Dr. Carlos Medina Malo ha sido un líder fundamental para la formación de profesionales dedicados a apoyar el desarrollo en los niños. Su constante estudio e interpretación de la neurofisiología en las etapas iniciales del desarrollo infantil, inspiró el diagnóstico temprano y la construcción de escenarios favorecedores para aprovechar al máximo la plasticidad cerebral y generar cambios trascendentales en los procesos madurativos.

Todas y cada una de las familias que remití a su consulta, fueron perfectamente diagnosticadas y guiadas en forma profesional a lo largo de las diferentes etapas del desarrollo, siempre con la justificación médica oportuna y con la generosidad de tiempo que lo caracteriza para apoyar a las familias.

Sus habilidades como expositor en los innumerables eventos profesionales a los que asistí, me cautivaron e incentivaron en la búsqueda de nuevos conocimientos y teorías que me permitieran un ejercicio profesional ético, oportuno y justo.

El Dr. Medina ha sido un gran visionario en la medicina preventiva. Antes de aparecer las recientes investigaciones sobre desarrollo durante la primera infancia, él, con su gran curiosidad sobre las conexiones neuronales, ya hablaba sobre la importancia de actuar con objetivos claros para favorecer aprendizajes nuevos. Siempre le dio importancia a los diagnósticos tempranos y a la conformación de equipos transdisciplinarios que favorecieran la construcción de los diferentes pilares del desarrollo.

A través de mi ejercicio profesional, he podido experimentar directamente s sus teorías, con resultados sorprendentes, en los diferentes programas que hemos creado, como: **Kaikú Estimulación Adecuada**. *En este programa pude identificar signos de alerta en bebés para anticiparnos oportunamente y guiar a los padres hacia un desarrollo efectivo, encontrando cambios importantes en la evolución de las diferentes etapas del desarrollo.*

A través de los **Talleres Sensoriales Kaikú,** *un grupo de profesionales guiados por nuestro programa de* **Simultaneidad Kaikú**, *reunimos documentaciones de casos de niños tratados y que, gracias a un diagnóstico precoz y a una intervención bien dirigida, están incluidos en actividad académica regular con éxito en su desempeño y en su socialización.*

Para ampliar la cobertura de este ejercicio profesional a poblaciones menos favorecidas, creamos La **Fundación Cero a Tres Desarrollo Infantil**. *Hoy en*

DR. CARLOS MEDINA MALO

día podemos decir, con certeza, que hemos transformado el futuro de gran número de niños con nuestro modelo de atención temprana, ayudándolos a alcanzar su máximo potencial.

Sin lugar a dudas, El Dr. Medina reúne grandes cualidades como persona, como profesional y como profesor, que lo hacen merecedor de admiración y aprecio tanto en padres de familia que fueron atendidos con respeto y compromiso, en niños que hoy en día le deben su futuro y estabilidad emocional y en profesionales que, gracias a su generosidad y su conocimiento, han creado alternativas valiosas para el apoyo del desarrollo infantil.

Hoy nos entrega su dedicación y madurez en el conocimiento para continuar beneficiando generaciones futuras y permitir a nuevos investigadores basarse en sus experiencias vividas.

Marlene Castellanos
Fonoaudióloga de la Universidad del Rosario y fundadora de la
Fundación Cero a Tres Desarrollo Infantil.

Buenos días, mi nombre es Angie Lorena Ríos Rodríguez, madre de Samuel Quebrada Ríos, residentes de la ciudad de Ibagué, Tolima y mi hijo es paciente del Dr. Carlos Medina Malo. Para mí es un gusto relatar la experiencia tan maravillosa que fue conocer a una persona de admirar y que formó parte importante de nuestras vidas durante el proceso médico de mi hijo.

Mi hijo Samuel Quebrada Ríos tuvo dificultades de salud desde su nacimiento. Estuvo en la UCI por diferentes diagnósticos médicos. Cuando se evidenciaron convulsiones, de inmediato le hicieron una serie de exámenes: una resonancia cerebral y un electroencefalograma, y los resultados no fueron los mejores. En ese entonces no tenía un neurólogo quien diagnosticara qué enfermedad tenía mi hijo. Agradezco la ayuda de mi familia, de mis tíos Rosa Rodríguez Castellanos y Martín Padilla La Verde, quienes contactaron al doctor Carlos Medina Malo para que viera a mi hijo.

El día de la cita fui acompañada de mis tíos, anteriormente mencionados. Podría decirles que como mamá me sentía ansiosa, sentía miedo, pero una parte de mi sabía que debía estar tranquila porque a mi hijo lo iba atender el mejor neurólogo, neuropediatra y fundador de la Liga contra la Epilepsia en

*Colombia. Entramos al consultorio, donde se sentía mucha tranquilidad, y pude observar cada parte de su consultorio. Había una gran vitrina llena de búhos de diferentes tamaños, colores y estilos, al igual que en su escritorio; en seguida lo saludamos y le comencé a contar el porqué de la consulta como neuropediatra para mi hijo. En seguida inició a hacerle una revisión médica más profunda a mi hijo y de un modo particular, donde se evidenció que la mitad de su cuerpo se estaba quedando sin movimiento y, revisando los exámenes, diagnosticó que mi hijo tenía **epilepsia y síndromes epilépticos sintomáticos relacionados con localizaciones focales, parciales y con ataques parciales complejos**. Me explicó inmediatamente que debía iniciar un tratamiento de terapias con del doctor Gelver Celemin y los medicamento que debía tomar. Agradezco a Dios y al doctor Carlos Medina Malo, puesto que, gracias a su tratamiento, hoy mi hijo ya con tres años de edad, puede mover todo su cuerpo.*

Le agradezco a Dios por haberme dado la oportunidad de conocer a un doctor tan especial y maravilloso como lo es el doctor Carlos Medina Malo. Hoy quiero destacar a un gran profesional, una persona ética, lleno de valores y principios, gran ser humano; cualidades que se requieren para ayudar a todas las personas que padecen esta condición, dejando en su camino los mejores enseñanzas y su sencillez como persona, sus habilidades y conocimientos médicos, siendo un hombre de familia y una persona de admirar.

En mi vida y en la de mi familia ha dejado su huella y grandes enseñanzas. De él podría decir que aprendí cosas que ni conocía, y también aprendí a ser fuerte como mamá y, lo más importante, es que siempre estará en nuestros corazones pues es un gran ser humano, y puedo recomendar al doctor Carlos Medina Malo como un excelente neurólogo y neuropediatra.

Quiero decirle que Dios lo llene de muchas bendiciones y que volvería a escogerlo como el médico de mi hijo.

**Madre: Angie Lorena Ríos Rodríguez
Hijo: Samuel**

DR. CARLOS MEDINA MALO

PRÓLOGO

Para mí es un privilegio, y una responsabilidad, presentar el libro de mi maestro, «DEL PROFE», como cariñosamente lo llamamos. Este apelativo es el resultado de su dedicación a la enseñanza, a hacer de todos aquellos que nos acercamos a él, un alumno con esa generosidad que a él mismo lo caracteriza, con sus eternas ansias de querer compartir sus conocimientos con propios y extraños.

Conocí al doctor Medina cuando acababa de terminar su especialización en neuropediatría. Entonces, me invitó a acompañarlo en la puesta en marcha de la Fundación Liga Central contra la Epilepsia. Acababa de fundar esta organización junto con un grupo de neurólogos y, desde entonces, trabajando a su lado tuve la gran oportunidad de conocer sus inmensas cualidades, entre las cuales creo que hay dos que lo caracterizan especialmente: su inagotable dedicación al estudio y su desinteresado compromiso y pasión en la entrega de sus conocimientos a sus alumnos y colaboradores, de lo cual es buen ejemplo este libro que hoy nos entrega.

Su mirada estuvo puesta en el «neurodesarrollo y la estimulación», que debían iniciarse desde las primeras etapas del bebé, no importando sino el favorecimiento de todas aquellas fortalezas propias de cada niño y, de que se entendiera a cualquier nivel, el papel de un buen desarrollo y organización de las funciones como herramientas que provee el cerebro, pero que requieren de estimulación. Es la propuesta que hoy presenta en este texto. De forma sencilla logra acercar a padres, cuidadores, terapeutas y todos aquellos que por nuestro trabajo tenemos contacto con ese grupo de personas, el conocimiento y entendimiento de cómo el cerebro, reconocido en su grandiosidad desde un comienzo, puede proyectarse hacia el

DR. CARLOS MEDINA MALO

futuro, al mismo tiempo que nos hace ver que «tenemos en nuestros corazones el amor, los conocimientos y las herramientas que necesitamos y que siempre hemos buscado para hacer de nuestros niños seres felices desde el momento mismo de la concepción»; este es el propósito declarado por el doctor Medina como SU OBJETIVO con este libro. Lleva a los lectores a través de las etapas correspondientes desde la gestación hasta los 3 años de vida, en ese proceso del desarrollo que facilita el reconocimiento de las necesidades que requieran de ciertos estímulos; los motiva a un trabajo en cada uno de los diferentes entornos y con cada uno de los actores, quienes bien informados, pueden cumplir la mayoría de las veces tareas de orden preventivo ya que, como bien dice el Dr. Medina, no se trata de *romper barreras, se trata de unificar criterios y especialidades*».

Y es a las mamás a quienes les da un lugar primario en el proceso. Siempre se lo oí decir en sus enseñanzas, cada consulta era una clase para «ella», para la mamá, en la que fortalecía el amor, la destreza, la capacidad de reconocer la alegría, el dolor, la pasividad, el hambre, cada consulta era el momento en el que la animaba a aprender, a reconocer y descubrir lo que hay en esa caja de pandora que es el cerebro.

Cuando habla de proyectar hacia el futuro, deja un mensaje, y es el aporte al logro de CALIDAD DE VIDA, que asocia con condiciones lo más positivas posibles; integra todas las funciones que en cada etapa va desarrollando el niño y en donde muchos de los logros los ha ayudado a organizar su familia y su entorno, de manera que los resultados comienzan a verse representados en un aprendizaje y un comportamiento en donde los elementos bio-psico-sociales *harán que el bebé, de adulto, consiga el equilibrio entre estos elementos y pueda ser un adulto feliz*».

DR. CARLOS MEDINA MALO

El Dr. Medina nos conduce a comprender la importancia del conocimiento integral del desarrollo del bebé para poder «*dar los estímulos necesarios y en el momento justo y oportuno*».

Las vivencias junto al Dr. Medina a través de los años, y el haberme hecho partícipe de sus conocimientos a pesar de carecer de una formación médica, lograron que entendiera y asumiera como trabajadora social, sus enseñanzas como herramientas de mi quehacer y desempeño profesional.

Su experiencia y conocimientos sobre el tema de este libro garantizan el aporte.

¡GRACIAS DOCTOR MEDINA!

JULIETA HERNÁNDEZ DE CASTAÑO
Trabajador social | Coordinadora de programas de la
Liga Central contra la Epilepsia

¿QUIÉN SOY Y CUÁL ES MI OBJETIVO CON ESTE LIBRO?

«Es muy probable que las mejores decisiones no sean fruto de una reflexión del cerebro sino del resultado de una emoción».

Eduardo Punset

Este libro tiene un solo objetivo, simple y sencillo: **la felicidad de tu hija/o**.

El camino hacia este objetivo no siempre es fácil, pero definitivamente se puede alcanzar. De todas maneras, tengo que confesarte que no es tu felicidad la que busco, pero créeme que también la encontrarás, y más todavía, serás partícipe de una hermosa cadena que empieza con la intención que tenemos tú y yo de dar y recibir información para llegar a la felicidad por medio del amor, el conocimiento y la razón.

Yo busco que todos nosotros como padres, maestros, obstetras, terapeutas, ginecólogos, pediatras, etc., seamos capaces de darnos cuenta que tenemos en nuestras manos la grandísima y maravillosa posibilidad de llevar a nuestros niños hacia la felicidad... ¡esa es la felicidad que yo busco!... ¡la felicidad de nuestros niños! Eso los hará capaces de crear esa hermosa cadena, como un *neverending story*, que los hará felices a ellos, a nosotros (¡qué padre no es feliz viendo feliz a sus hijos!) y a cada una de las personas con la que ellos se relacionen... especialmente, sus propios hijos, ¡nuestros nietos!

Toda historia tiene un comienzo, al igual que la vida.
Puedo decir que este libro tiene dos comienzos, uno de ellos pronto lo leerás. El otro comienzo soy yo mismo, en el vientre de mi madre, iniciando mi vida y luego, al lado de su lecho, cuidando sus últimos días en la unidad de neurología geriátrica donde yo hacía mi internado.

Entre mi nacimiento y su partida tengo mucho que contar, y más todavía si llegamos a hoy y mis ochenta años de vida, experiencia, estudio e investigación continuos.

Fue en la unidad de neurología geriátrica donde pude apreciar el deterioro que sufría el cerebro de los adultos mayores, y donde pude interesarme en el cerebro de los niños con problemas neurológicos, ya que los llevaban ahí porque no había otra unidad donde los pudiesen tratar.

¡Cómo es la vida! Como consecuencia de mi formación, fui a parar a manos de un psicoanalista. Es un proceso largo, tan largo como bueno. Recordé mi niñez, dura, carente; mi imagen paterna es la de un hombre maltratador, que me golpeaba y descalificaba constantemente, tanto es así que recuerdo con alivio, y confieso que hasta con alegría, el día en que nos abandonó. Obviamente, yo no era consciente del peso con el que se quedaba mi mamá.

En el colegio las cosas no eran precisamente diferentes. Estudiaba en un colegio de curas españoles donde los resultados

DR. CARLOS MEDINA MALO

se medían en números... nada de habilidades ni competencias... las notas eran números, y mis números no eran exactamente los mejores. Sobresalía, eso sí, en ser el más rápido en correr, el más bromista, el más juguetón, el más respondón... y siempre estaba castigado. Malísimo en castellano, excelente en geografía. Fabuloso en historia, fatal en dictado y ortografía. Podía recitar de memoria todos los ríos de Colombia, pero era incapaz de aprenderme un solo verso.

No se sabía entonces... se sabe hoy: soy disléxico e hiperactivo... ¡y encima!... soy zurdo.

Yo soy uno de los supervivientes a los castigos históricos que recibíamos los que habíamos nacido con el cerebro un poquito al revés.
Y el cerebro, esa mágica y maravillosa herramienta con la que todos nacemos, es de lo que vamos a hablar a lo largo de este libro... del cerebro y su organización.

Sólo necesitamos dos años para sentar las bases de una vida feliz, de un desarrollo adecuado de la inteligencia emocional, de un futuro con una inteligencia social acogedora y protectora.

Papá, mamá... ¡es poco tiempo a cambio de una vida plena, dichosa y feliz!

Mis tres primeros recuerdos no son lo que deberían ser, son tristes y negativos. Antes... pues... era lo que conocía y no era consciente de las consecuencias... hoy sé y entiendo que no es lo que debe ser.

DR. CARLOS MEDINA MALO

El hecho de haber vivido una infancia carente, una adolescencia complicada y una adultez difícil, hizo que mi curiosidad por el desarrollo de nuestra capacidad para salir adelante y ser felices se convirtiera en mi profesión y mi salvación... hoy a mis 80 años soy feliz a pesar de las consecuencias de una vida larga con sus respectivas complicaciones.

Y soy feliz porque tengo los conocimientos y las herramientas necesarias para analizar y entender los hechos de hoy hacia atrás... pero, sobre todo, tengo los conocimientos, las herramientas y unas ganas increíbles de compartir con ustedes los secretos de cómo hacer que nuestros hijos e hijas sean, simplemente, felices... ese es el principio y fin de este libro.

Soy el Dr. Carlos Medina Malo, neurólogo neuropediatra, y te estoy invitando a que recorramos juntos las siguientes páginas que te harán ver que tenemos en nuestras manos y, sobre todo, en nuestros corazones, el amor, los conocimientos y las herramientas que necesitamos y que siempre hemos buscado para hacer de nuestros niños unos seres felices desde el momento mismo de la concepción.

DR. CARLOS MEDINA MALO

INTRODUCCIÓN

«Para saber quiénes somos, tenemos que comprender cómo estamos conectados».

James Fowler

Hemos llegado al otro comienzo, y la verdad y para ser sinceros, aunque sea yo quien pone las palabras, este libro en realidad lo comenzó a escribir, hace aproximadamente 3 millones de años (¡imagínate desde cuando se viene gestando nuestra felicidad!), un ancestro nuestro que desafió la gravedad y se puso de pie, mantuvo firmemente erguida la cabeza con un cerebro de 600 gr, descubrió la velocidad y dio sus primeros pasos contra la rotación de la tierra. A medida que sus pasos se hacían más firmes y seguros, nacían en su cabeza preguntas sobre su entorno... ¿qué?, ¿dónde?, ¿cuándo?, ¿cómo?, ¿por qué? y ¿para qué? (en ese orden) y también se descubría él mismo, como ser consciente e individual.

Lo que a nuestros ancestros les tomó unos pocos millones de años, a nuestros niños les toma unos dos años, desde que tiene un año hasta los tres años.

Ya sabemos que muchas de esas preguntas han sido respondidas por la ciencia, y también vemos que por cada una de ellas ha nacido otra para ser investigada y respondida por un ser que ha desarrollado un cerebro de 1 450 gr, y ha evolucionado hasta que sus huellas han abandonado esta tierra y han quedado

DR. CARLOS MEDINA MALO

plasmadas en planetas y astros conquistados muy lejos en el universo.

Y aunque no nos demos cuenta, para llegar tan lejos, debemos mirar muy cerca, es más, debemos mirar dentro de nosotros mismos; debemos saber, por ejemplo, que tenemos la posibilidad de acceder a esa parte de nuestro cerebro reptiliano que contiene toda la información adquirida a lo largo de nuestra historia como humanos bípedos; debemos saber, por ejemplo, que gracias a niños hiperactivos como Cristóbal Colón o Simón Bolívar, la historia es tal cual la conocemos hoy en día.

Nuestro cerebro sigue siendo un gran misterio, pero sí sabemos a ciencia cierta que domina las emociones, los temores y los deseos; de igual manera sabemos que tiene plasticidad, tiene la capacidad de cambiar su estructura y configuración al ritmo de su entorno y en cualquier momento de nuestra vida.

Es por eso que si desde la concepción hasta los dos años, nuestros cerebros son conscientemente estimulados y moldeados para desarrollar y potenciar nuestra inteligencia emocional y social… ¿tendríamos una mejor herramienta para alcanzar una vida adulta, no solo plena sino, por sobre y ante todo, feliz?

La respuesta es un rotundo ¡sí!

Y más allá de los dos años, o cuando las circunstancias son adversas, o cuando el entorno no es el ideal… ¿podemos hacer algo para alcanzar la felicidad?

DR. CARLOS MEDINA MALO

La respuesta es un rotundo ¡sí!

Nuestro cerebro a veces es suspicaz y miedoso, vive en continua defensa de nuestra supervivencia, sin embargo, también es capaz de llevarnos a la plenitud, ya que a lo largo del tiempo y sin tomar en cuenta la edad, sigue cambiando y aprendiendo.
Descubre conmigo qué caminos podemos seguir y qué acciones podemos tomar para impactar en el resto de la vida de nuestros bebés y dejarles como herencia la felicidad impulsada por el amor paternal... ¡y todo esto mientras cambiamos nuestras propias vidas!

DR. CARLOS MEDINA MALO

CAPÍTULO 1 - ROMPIENDO BARRERAS

«Nada dice más del alma de una sociedad que la forma en que trata a sus hijos».

Nelson Mandela

En realidad, no se trata de romper barreras, se trata de unificar criterios y especialidades.

La concepción, el embarazo, la gestación, el parto... no son simples especialidades de obstetricia, ginecología o pediatría... ¡no!... son especialidades de la evolución y la vida.

Con este libro no puedo reemplazar algo que es único e insustituible: el **instinto materno**. Este instinto es el mejor libro de neurofisiología y desarrollo. La mamá es el mejor detector de problemas... cuando ella dice que pasa algo, hay que prestarle atención. Yo quiero que la mamá, con ese instinto único se meta en este libro y encuentre que su instinto tiene una razón de ser y con eso pueda luchar. Los síntomas y signos de que algo no va bien son múltiples e interminables... y es la mamá, como complemento natural del bebé, la única que podrá detectarlos... «mamá... escúchate, confía en ti, créete y aprende con este método cómo hacer valer tu instinto materno, el más fuerte del ser humano junto con el de la supervivencia, para hacer que tu bebé sea un adulto pleno, saludable y feliz».

Y hablamos de felicidad sin descuidar las fortalezas que le permitan desarrollarse en el futuro; necesitamos un cerebro capaz de recibir una educación idónea y adecuada, y en un cerebro que no puede entender el ¿qué?, ¿dónde?, ¿cuándo? y ¿cómo?, la educación escolar, en realidad, no servirá para nada.

Aquí estamos hablando de futuro, del futuro de nuestros bebés, sí, tu bebé, el mío... el nuestro; el de nuestra sociedad, nuestro país y nuestro planeta.

Insisto, no se trata de romper barreras, se trata de crear las condiciones adecuadas, se trata de difundir información, se trata de abrir consciencias, se trata de escuchar corazones, se trata de crear estructuras óptimas para que el bebé pueda contar durante la gestación y sus dos primeros años de vida con su mamá y el apoyo de su entorno para sentar las bases más perfectas posibles para un futuro único para él.

Cuando tomas a un bebé en brazos, estas acunando también su cerebro, que es un tesoro bio-psico-social-laboral:

- ✓ Biológico porque es la herencia de 750 millones de años de evolución

- ✓ Psicológico porque puede llegar a tener las características integradas para controlar y dejar atrás el yo egoísta que caracteriza al ser humano de hoy

- ✓ Social porque puede aprender que es útil a una sociedad

- ✓ Laboral porque en un futuro puede llegar a ser una persona que ayude a los demás, a la sociedad, pero, ante todo, a él mismo

DR. CARLOS MEDINA MALO

Entonces, nuevamente, no se trata de romper barreras, se trata de abrir horizontes, y en la medida en que demos esta oportunidad a nuestros bebés, estaremos dando la oportunidad a la especie humana, y el impacto en la sociedad futura puede ser único y definitivo.

Aunque sí, antes de continuar, quiero comentarte que a lo largo del libro y del curso virtual, verás que recalco la necesidad de que la madre vuelva a un «estado natural» durante la gestación (e incluso antes) y durante los dos primeros años de vida de su bebé; un estado natural aparentemente alejado de las características de la vida y la sociedad actuales y que, incluso, podría tomarse como una posición machista... ¡nada más alejado de mi verdadera intención!, porque mi única intención es dar el marco perfecto para que, junto con el instinto de mamá, adecuemos de la mejor manera posible la maravilla que es la evolución y el momento actual, para hacer que el futuro sea favorable al bebé y a la sociedad.

Recuerda el primer comienzo de este libro, «mi comienzo», realmente desfavorable, sin embargo, aquí me tienes, compartiendo mi capacitación y práctica académica, pero, sobre todo, compartiendo mi experiencia de vida para probar que sí somos capaces de superar cualquier adversidad y alcanzar el éxito.

¿Y si juntos hacemos del comienzo de tu bebé un comienzo óptimo y favorable?... con esta pregunta reflejo el fondo de mi sincera intención.

DR. CARLOS MEDINA MALO

CAPÍTULO 2- EL SISTEMA

«A los hijos se les debe enseñar cómo pensar y no qué pensar».

Margaret Mead

Este capítulo empieza hoy, en el presente, con nuestro deseo de ser padres o con nuestra experiencia de estar disfrutando del comienzo de la vida de nuestro bebé. En cualquiera de los dos casos, debemos saber que venimos con un sistema de memorias biológicas implícitas, inmensamente grandes, que pondremos en funcionamiento de acuerdo a las condiciones que nos rodean para tener un resultado útil y que nos permita funcionar, interactuar y socializar de la mejor manera posible para alcanzar la mejor calidad de vida viable.

La naturaleza, en su infinito camino evolutivo, ha desarrollado en más o menos los últimos 750 millones de años nuestro cerebro reptiliano, que es el primero en desarrollarse durante la gestación y necesita de la complicidad un buen parto, además de una serie de herramientas que se van a desarrollar en el tiempo para conseguir ser adultos totalmente efectivos y productivos.

Seguro que más de una vez has escuchado que los hijos superan a los padres... ¡y es verdad! Pero, además, no solo es que esté en nuestras manos hacer que esto suceda, también es nuestra responsabilidad; no podemos ser unos padres improvisados ante la tarea más noble que nos ha tocado vivir... ¡la de ser padres!

Para ello encontrarás en las páginas de este libro, toda junta y de manera global y completa, la información que necesitas para predecir, organizar y reunir los tres cerebros de tu hijo/a:

✓ El reptiliano (es el cerebro más complicado de organizar), que se desarrolla a lo largo del embarazo y maneja, por ejemplo, la emoción, la seguridad, la supervivencia y el pasado

✓ El mamífero, que se empieza a desarrollar desde el nacimiento al contacto con la gravedad y maneja, por ejemplo, el movimiento, la secuenciación y el presente

✓ El de pensamiento, que se manifiesta una vez que el cerebro mamífero está conformado y maneja, por ejemplo, el aprendizaje del entorno, el comportamiento social y el futuro

Porque… ¡sí!, este método está especialmente diseñado para guiarte y hacer que te conviertas en proveedor de la organización de estos tres cerebros, incluso desde antes de la concepción, y puedas darle a tu hijo/a una vida en condiciones diferentes, mejores y más ventajosas de las que tuvieron ustedes mismos o los abuelos de tu bebé.

Mi deseo es que tengas toda la información que necesitas para que estés en la capacidad de brindarle a tu bebé un futuro distinto, provechoso y verdadero, o para que puedas encarar adecuadamente situaciones que puedan comprometer el futuro de tu bebé, evitando cualquier desviación a nivel de su desarrollo porque, como verás ya al final del libro, hay una manera de encontrar el equilibrio que puede corregir situaciones adversas.

DR. CARLOS MEDINA MALO

Te acompañaré a lo largo de los siguientes siete capítulos para que juntos descubramos cuál es el papel de los padres desde el punto de vista biológico, psicológico, social y productivo para poder regalar a nuestro hijo/a ese plus que generación tras generación se va dando.

De todas maneras, antes de empezar hay algo más que quiero agregar para que podamos seguir y entender perfectamente el hilo de este libro.

Los siguientes capítulos están estructurados en base al curso digital que da origen a este texto, así, si deseas una información más detallada, exhaustiva, gráfica, completa, algunos consejos, más ejemplos, más profundidad en los temas o más información, te será muy fácil ubicarte porque, como te he dicho, el libro y el curso tienen básicamente la misma estructura, títulos y subtítulos.

Otro aspecto que también me parece importante comentar es que -nuevamente- aquí estamos buscando la felicidad de tu bebé, estamos buscando que la organización de su cerebro le posibilite desarrollar la inteligencia social que le permitirá vivir una vida plena y dichosa. Digo esto para no confundirnos con el éxito. Está claro, pues tenemos ejemplos de sobra y en todas las culturas, de que los seres humanos somos capaces de ir contra el más oscuro de los inicios hasta alcanzar el éxito si ponemos ganas, ahínco, tenacidad, esfuerzo, etc.,... pero el éxito no es sinónimo de felicidad, y eso es lo que yo quiero ofrecer, que tu bebé se convierta en un adulto capaz de disfrutar todos y cada uno de sus logros, que se sienta merecedor de ellos, hasta convertirse en un adulto pleno y feliz, capaz de compartir ese sentimiento... y grabarlo como herencia en su ADN.

DR. CARLOS MEDINA MALO

Así pues, papá, mamá… empecemos a hacer de su bebé un adulto pleno y feliz.

CAPÍTULO 3- *MÓDULO 1 : GESTACIÓN, IN VITRO y ADOPCION*

«En cierto sentido, el misterio de la encarnación se repite en cada mujer; todo niño que nace es un dios que se hace hombre».

Simone de Beauvoir

Gestación

La gestación es el proceso básico de la evolución en nuestro planeta que presenta características como la gravedad, la traslación y la rotación, que nos da doce horas de luz y doce horas de oscuridad.

Y... ¿qué tiene que ver todo esto con mi deseo de tener un bebé?

Pues, todo esto tiene que ver con nuestra historia personal, con nuestra gestación, con nuestra vida que comienza con la unión de los gametos de papá y mamá y bajo la influencia de una genética que se ha modificado y ha cambiado a lo largo de los diferentes periodos de supervivencia. Con esto quiero decir que la gestación es la **super selección** de dos células, el óvulo y el espermatozoide, que son escogidas por la naturaleza para continuar la vida, para continuar el geno (¡ojo! la especie también, pero es más apropiado decir geno), porque son los genomas los que nos dan nuestras características. Piensa que algunos insectos comparten el 97 % de los cromosomas con nosotros, pero (¡por suerte!) no tienen el mismo número de genomas que nosotros tenemos.

Más allá de los genomas y de los cromosomas, la especie humana se caracteriza por su cerebro... aunque con más propiedad, debemos entenderlo como una serie de cerebros que iniciaron su desarrollo y evolución con la aparición de la primera célula asexual.

Podemos resumir el proceso diciendo que dos células, una femenina y una masculina, se unen y conforman una mórula, que luego se convierte en un blastómero, donde se formarán dos grandes cavidades que contendrá la espalda en la parte de atrás y el abdomen en la parte de adelante. En el día veintiuno de la gestación, entre estas dos cavidades se forma la placa neural, que es lo que da origen a nuestro cerebro... ¡a nuestra vida como seres humanos tal y como nos conocemos!

En la tercera semana aparecen los esbozos de los brazos y las piernas, y tres vesículas que se corresponden al cerebro posterior (reptil), medio (mamífero) y anterior (pensante). En la octava semana se forman el rostro y el cordón umbilical, que quedará unido a la placenta y, es en este momento, cuando además de cambiar la condición del embrión a feto, el comando del embarazo pasa del ovario al cerebro de la mamá, y desde la hipófisis de ella se controlará la segregación de la cantidad de hormonas necesarias para mantener el embarazo.

Durante las ocho primeras semanas, de las 40 que dura la gestación, se dan una serie de cambio muy importantes que no dejan de implicar algunos riesgos:

1. Selección de los óvulos
2. Condición materna
3. La preparación de la cavidad uterina
4. La hormona que está sosteniendo el embarazo a través del ovario

5. Los cambios que se dan durante las primeras ocho semanas
6. El intercambio que va a tener que hacer del ovario a la hipófisis

Es por estos riesgos que lo ideal es que las condiciones de mamá sean óptimas durante este primer periodo que dura dos meses.

A partir de la novena semana, los cambios son muy importantes para el cerebro, y uno de ellos es determinante: se forma la hipófisis, que es cuando se inicia el comando y la relación entre mamá e hijo/a a través del eje hipotálamo-hipofisiario.
En el cuarto mes se forma la corteza cerebral, y del sexto al noveno mes, el sistema nervioso periférico va tomando unas características muy especiales que preparan al feto para su nacimiento.

Este proceso único puede verse interrumpido o afectado en cualquier momento por una enfermedad, un estado de alarma o ansiedad, un trauma, etc., que pueden generar un fenómeno adverso para el desarrollo del feto, y no se trata de que nos alarmemos, se trata de que tengamos cuidado y tomemos algunas medidas para evitar cualquier situación de riesgo.

Está demostrado que el estrés afecta directamente el embarazo. Te aconsejo que desde el momento en que sabes que estás embarazada, o mejor aún, desde el momento en que tu deseo de ser madre se manifiesta en ti, te procures una condición feliz, evita producir adrenalina, porque la parte epigenética juega un papel muy importante sobre lo que va a ser la condición biológica de tu bebé.

In Vitro

DR. CARLOS MEDINA MALO

Una niña nace con un millón de óvulos, cuando llega a la pubertad le quedan unos 400 mil y finalmente, solo serán fecundados uno, dos... pocos o ninguno más en nuestra sociedad. Un hombre produce unos 20 millones de espermatozoides al día... ¿cuántos de estos espermatozoides van a fecundar un óvulo?... muy pocos, ¿verdad? ¡Esta es la selección natural!

En los últimos 70 años, los conceptos de concepción y gestación se han modificado drásticamente, y en los últimos 50 años, el concepto «alto riesgo» ha prácticamente desaparecido. La mortalidad durante el primer año de vida ha disminuido en un 20 %. La cesárea se ha convertido en una práctica habitual cuando, en realidad, solo sería necesaria en contados casos para salvar la vida de la madre y/o el bebé, por lo que antes de recurrir a ella por otro tipo de razón, debemos ser conscientes de que, según últimos estudios, un parto por cesárea altera los genomas y, como consecuencia, se pueden producir alteraciones en el desarrollo psico-motor.
No podemos descartar, ni mucho menos dejar de agradecer los avances médicos, solo es necesario considerar todo lo que estos avances implican para tomar la decisión correcta con consciencia y corazón.

Entonces, en el embarazo in vitro vamos a tener un óvulo facilitado por la ciencia y no uno seleccionado por la naturaleza, y tendremos un espermatozoide vital, pero no el mejor, escogido por la mano del hombre; además, no se hace el implante de un óvulo fecundado, sino de dos, tres o más, con lo cual, se está planteando un embarazo/parto multíparo, lo cual aumenta el riesgo del desarrollo en el cerebro del/os feto/s y esto, sabemos, podría en algún caso afectar la calidad de vida del/os bebé/s.

DR. CARLOS MEDINA MALO

Así es que, antes de tomar/descartar cualquier opción, infórmate con diferentes profesionales (ginecólogos, obstetras, psicólogos, neurólogos, etc.) para que seas feliz con tu decisión.

Adopción

La adopción es un acto de amor y nobleza no exento de responsabilidad... ¡una gran responsabilidad!, organizar el cerebro de un ser humano que no comparte nuestra carga genética.

Para esto, comencemos a hablar del cerebro de mamá, de papá, de los abuelos y la familia en general. Desde el punto de vista de la crianza, podemos decir que hay cuatro tipos de cerebros:

1. El formador: suele ser el cerebro femenino, mamá
2. El informador: suele ser el cerebro masculino, papa
3. El protector: suele ser el cerebro de los abuelos
4. El cuidador: suele ser el/los cerebro/s de una nana, hermano, primo, tío, profesor, etc.

Los padres son los que traen los instintos que les permitirá manejar a los hijos bajo la formación y la información. Estos instintos nacen con el deseo del embarazo y a partir de una empatía emocional, corporal e intelectual.
Los abuelos, que hoy son tan importantes en nuestras vidas, llegaron hace solo unos 100 mil años, y su papel es el de socializadores, que dan mucho y piden poco; a partir del socializador, llega un cuidador que es prácticamente el celador.

Y aquí, tenemos que tener en consideración que, bajo estos diferentes tipos de estimulaciones, el desarrollo de las inteligencias va a ser diferente.

DR. CARLOS MEDINA MALO

En el caso de las adopciones, por ejemplo, mamá y papá, al no ser padres biológicos sino de corazón, van a tomar un papel de padres sobreprotectores, y esto no es lo mejor para ningún bebé; esto quiere decir que tendrán que adecuar sus cerebros a las necesidades del bebé que han tomado como suyo para cumplir con sus roles de formador e informador. Y como ellos, los abuelos y la familia.

Con la adopción le cambias la vida un ser humano que ha llegado en condiciones muy negativas; busca apoyo psicológico y emocional para que este sea un proceso dulce y positivo para ustedes y el bebé.

CAPÍTULO 4 - *MÓDULO 2 : PARTO, CESÁREA, PUERPERIO y LACTANCIA*

«Los padres son los mejores modelos a seguir para los niños. Cada palabra, movimiento y acción tiene un efecto.»

Bob Keeshan

En este capítulo hablaremos sobre el parto, la cesárea y el puerperio.

Estos temas son muy importantes para la socialización y la capacidad competitiva de todo ser humano, y hablaremos del mejor momento y las mejores condiciones para que se den las circunstancias idóneas para el desarrollo de tu bebé.

El parto

Este periodo empieza con, justamente, el trabajo de parto y termina con el alumbramiento de tu bebé.

Aunque está muy difundida la idea de que este es un proceso obstétrico, no es necesariamente así, en realidad, es más un proceso neurofisiológico. Aunque no lo creas, este proceso se inicia en los cerebros de la mamá y el bebé, ambos se ponen de acuerdo para iniciar una serie de cambios, y con la ayuda de una serie de sustancias, el bebé va a poder nacer. Una de estas sustancias es el pitocin, que es la sustancia que se produce en el cerebro de mamá para hacer la contracción uterina; el cerebro de mamá sabe cuándo el feto está cansado y entonces deja de producir pitocin... mientras que el pitocin que viene en un frasquito y que es puesto dentro de una dextrosa, no sabe cuándo parar ni cuándo continuar.

Otra variable importante y que también ha cambiado con el tiempo es la posición del parto. Lo realmente natural sería que fuese en cuclillas, donde el apoyo y la gravedad juegan a favor de la mamá y el feto. Otro aspecto poco difundido sobre el parto es que, ya durante este proceso, tu bebé trabaja el cuello y las estructuras que tienen que ver con la visión, el olfato, la búsqueda, la sonrisa... en fin, con todos los movimientos del cuello que luego nos llevan a tener una buena condición en el desarrollo de la bipedestación.

Cesárea

La cesárea es un proceso que, según investigaciones históricas, se practica desde el año 715 a. C. En la antigua Roma se prescribía su uso para sacar al bebé del vientre de su madre cuando esta acababa de morir con el fin de darles sepultura por separado. Sin embargo, el primer caso conocido de supervivencia a esta práctica es de 1500, en Suiza; el siguiente caso es en 1610, en Alemania. Hay algunos casos más, documentados en los siglos XVII y XVIII, pero debido a la alta mortalidad, esta práctica cayó en desuso.

Cuando un parto se complicaba, se recurría a una serie de maniobras con la intención de salvar al bebé, sin embargo, esta práctica hacía que muchos de estos bebés quedaran lesionados; es por esto que hoy la cesárea es considerada un procedimiento curativo.

Tengamos en cuenta que antes de la industrialización, las reinas que iban a dar a luz hacían sus testamentos... moría una de cada cuatro.

DR. CARLOS MEDINA MALO

Entre finales del siglo XIX y comienzos del siglo XX se empiezan a practicar las cesáreas con la incisión horizontal y de no más de 10 cm, para evitar problemas respiratorios del bebé y el fallecimiento de la mamá. Obviamente, desde que se iniciaron y hasta hoy, no cesan los avances y los descubrimientos.

Una de las consideraciones que debemos de tener muy en cuenta es que el cuello es una parte anatómica muy importante, y aunque no está sobreprotegido, es muy delicado. Es allí donde están los centros de respiración, de tensión arterial, de frecuencia cardiaca, de movimientos intestinales y el sistema neurovegetativo, que es el sistema que nos permite la vida... es allí donde se encuentra nuestro cerebro reptil.

En un parto normal, a la hora del alumbramiento, el cuello del bebé se extiende... en un parto por cesárea se flexiona, y esto trae como consecuencia que el bebé se convierta en un caso de alto riesgo. ¡Ojo! las cesáreas son necesarias en ciertos casos médicos, pero es mi consejo evitarlas todo lo que sea posible porque las consecuencias de la cesárea en el bebé no se reducen a la hora del nacimiento, son para toda la vida, especialmente en el aspecto sensorial. En un alumbramiento natural, el tejido nervioso que está dentro del cuello del bebé está protegido por los movimientos naturales del parto, mientras que en una cesárea estos se pueden ver comprometidos.

Puerperio y Lactancia

Este es un periodo que forma parte del desarrollo del bebé, pero sobre todo es importante para la relación madre/hijo.

El bebé nace con una serie de capacidades como, por ejemplo, prenderse del dedo del examinador y, si este lo levantara, el bebé conseguiría mantener su peso... mucho peso para un bebé que acaba de nacer.

Al momento de nacer, el cerebro del bebé pesa 350 gr, pero no es útil para nada, es inmaduro, no va a ser utilizado. Al momento de nacer, el bebé lo que tiene maduro es su sistema nervioso periférico, que le da la capacidad de moverse o desplazarse. Si tomas a un bebé y lo levantas por los bracitos, será capaz de dar unos pasos (sin sostenerse, obviamente) y si lo pones boca abajo, será capaz de arrastrarse en búsqueda del seno de mamá hasta encontrar el pezón... estas capacidades se conocen como la vitalidad del recién nacido.

La Dra. Virginia Apgar[1] creó un test, el test de Apgar, para evaluar la salud de los recién nacidos, basado en cinco puntos:

1. La frecuencia cardíaca
2. La frecuencia respiratoria
3. El tono
4. Los reflejos
5. El color

Las calificaciones para cada uno de estos puntos los verás reflejados en la hoja de todo recién nacido y se deben controlar al minuto, a los cinco minutos y a los diez minutos del alumbramiento y, en realidad, bajo las condiciones en que se suceden los partos en la actualidad, no se califican estos cinco puntos en los tiempos mencionados.

Si bien es cierto que con este test se redujo la mortalidad infantil en todo el mundo, desde el punto de vista neuro-pediátrico, en

---

[1] **Virginia Apgar** (7 de junio de 1909 – 7 de agosto de 1974) médica estadounidense que se especializó en anestesia y pediatría. Fundó el campo de la neonatología.

DR. CARLOS MEDINA MALO

realidad, recomendamos que más que una valoración de Apgar, se haga una valoración de vitalidad basada en la tabla de Glasgow[2], que tiene quince puntos de valoración como, por ejemplo, los movimientos oculares, el lenguaje y la localización del dolor. En este momento mamá es de gran ayuda pues nos puede dar información valiosa sobre la fuerza del bebé, el instinto del bebé para buscar el pezón y si abre los ojos y hace contacto visual con ella.

Durante la lactancia, con el acto de succión del pezón, se desencadenan una serie de mecanismos que van a ser extremadamente importantes en el desarrollo del habla del bebé, además, hace que el eje hipotálamo-hipofisiario de mamá empiece a producir oxitocina y pueda producir leche, pues inmediatamente después del parto, mamá produce calostro (las mamás que han dado a luz por medio de una cesárea, probablemente no producirán calostro, y esto afectará todo el proceso que estamos describiendo en este momento).

Cuando el seno de mamá es reemplazado por un tetero[3] podemos hacer que el bebé gane peso, pero no tendrá ni búsqueda, ni succión, ni deglución... el bebé lo que hace es tragar.

Durante el puerperio, que son 40 días, la cavidad uterina de mamá regresa a su tamaño y pesos normales. Durante este periodo hay una gran cantidad de secreción láctea, que junto con la posición del bebé frente al seno de mamá, que es una posición

---

[2] La **escala de coma de Glasgow** fue creada en 1974 por Bryan Jennett y Graham Teasdale, miembros del Instituto de Ciencias Neurológicas de la Universidad de Glasgow, para evaluar de manera práctica el nivel del estado de alerta o conciencia de víctimas de traumatismo craneoencefálico.

[3] **Biberón, mamadera** (México, Paraguay, Argentina y Chile) **mema** (Uruguay), **mamila** (México), **pepe** (Honduras), **chupón** (Costa Rica), **pacha** (El Salvador, Nicaragua, Guatemala) o **tetero** (Colombia y Venezuela)

de arrullo, el bebé recibe estimulación en lo que se llama el cerebro de las caricias... esta posición de lactancia en la que mamá respira en la carita de su bebé y le transmite saliva a través de sus palabras y sus besos, no es más que «inmunología», y es el periodo en el que el desarrollo sensorial del bebé se completa.

Desde el punto de vista biológico, esta etapa del puerperio, lactancia y hasta los tres meses del bebé, es de una necesidad inmensa para que la relación madre/hijo tenga la mejor condición para el adecuado neurodesarrollo del bebé.

CAPÍTULO 5 - *MÓDULO 3 : CRIANZA, ATENCIÓN, INTELIGENCIA EMOCIONAL y PROPIOCEPCIÓN*

«Los hijos no son el juguete de los padres, ni la realización de su necesidad de vivir, ni sucedáneos de sus ambiciones insatisfechas. Los hijos son la obligación de formar seres dichosos.»

Simone de Beauvoir

Bueno papás, en este módulo trataremos el tema de la crianza.

Nuestra mejor herencia es dar a nuestros hijos las mejores herramientas para que sean capaces de defenderse en el futuro, en realidad, un futuro no muy lejano. En comparación al resto de seres biológicos, nuestro desarrollo es muy lento, pero también es necesario que sea mucho más firme porque es el que vamos a utilizar todo el tiempo; podemos decir que **nosotros somos lo que nuestro cerebro fue**.

Si un niño tiene un cerebro bien organizado y estructurado, con todos los elementos para aprender a manejar el entorno, va a ser un niño capaz de tener un buen aprendizaje biológico, va a tener una mejor escolaridad y va a tener un cerebro social con mejores características (moralidad, responsabilidad, disciplina, ética, etc.).

Crianza

La crianza no es otra cosa que intentar que el cerebro aún inmaduro del bebé, madure a través de los estímulos, y los estímulos no son más que reflejos o tractos que se van a abriendo a través del sistema nervioso central para recordar esas memorias implícitas que el niño trae por herencia biológica. Con esto quiero decir que todo estímulo es bueno y bienvenido, aunque se debe tener en cuenta que el estímulo debe seguir una organización... organización dada por la biología y la epigenética.

Biológicamente, el bebé viene preparado para imitar permanentemente a la mamá en lo que llamamos la época del «hociqueo», que va desde el nacimiento hasta los tres meses de vida, época también en la que el bebé hace una poda del hipotálamo bajo la estimulación del cerebro de las caricias, el cerebro del amor; esta estimulación la da la mamá por medio del contacto amoroso con su bebé. En este periodo la mamá es la formadora, porque está transmitiendo todo lo que ella siente, sueña, añora, habla y piensa. Esto hace que los tres primeros meses sean espectaculares en la relación mamá/hijo, porque mamá no solo está dando, también está pidiendo, y durante este periodo es la única que lo puede hacer, es la única que puede recibir una retroalimentación de su bebé.

Durante estos tres primeros meses, papá cumple el papel de informador permanente y llega a su bebé a través de mamá (papá no tiene las mitocondrias que tiene mamá)... por esto la gran importancia de que la relación de papá-mamá sea buena.

En este periodo, los abuelos también pueden ser grandes dadores de estímulos, especialmente la abuela materna, pues ella comparte las mismas mitocondrias con mamá.

DR. CARLOS MEDINA MALO

A partir del cuarto mes, la relación con mamá sigue siendo única en lo que es la formación, y papá empieza a ser una estimulación más puntual sobre lo que es la información conversándole, cantándole, moviéndolo, etc.

Los seis primeros meses son de estimulación, donde los roles de papá, mamá, abuelos y cuidadores son importantes, y en la medida de lo posible, es mejor no alterarlos. Es en este periodo cuando vamos a sacar las memorias implícitas, vamos a poner las explícitas y vamos a convertirlas en patrón de acción fijo.

En el séptimo mes tu bebé todavía no ve lo que está atrás... todavía debe empezar a desarrollar la percepción, sin embargo, ya sostiene la cabeza y está preparado para sentarse, así es que vamos a pasar de la etapa de estimulación a la de secuenciación: sostener cabeza, voltearse, arrastrarse y sentarse para poder, finalmente, desplazarse.

Durante este tercer trimestre se presenta la integración sensorial, tu bebé maneja mejor los estímulos y se empieza a sorprender (¡sorpresa!) por los ruidos, colores, sabores, olores, texturas... empieza a imitar lo que oye y empieza a desarrollar un lenguaje no verbal.

En el cuarto trimestre se empieza a desarrollar el proceso de la bipedestación, tu bebé intentará ponerse de pie agarrándose de algo (¡y es muy importante que lo haga él solito!) hasta conseguir caminar por sí solo, además, su espacio peripersonal (adelante, atrás, arriba, abajo, lados) queda organizado.

DR. CARLOS MEDINA MALO

A los nueve meses mamá sigue siendo la formadora (marcha, equilibrio) y papá, con los juegos, sigue teniendo el papel de informador.

Llegados a los doce meses, tu bebé ya tiene una comunicación no verbal fluida, reconoce partes de su cara y cuerpo, reconoce a papá y a mamá, empiezan las primeras palabras y llega el momento del equilibrio y de la marcha... y, además, él solito.

En este momento papá toma un papel muy importante con los juegos, pues el bebé evitará a mamá, pero ¡cuidado!, les aconsejo evitar los juegos electrónicos, necesitamos establecer lazos con el bebé y centrarnos en el contacto visual y afectivo.
Durante la crianza de tu bebé, es sumamente importante el contacto visual. El contacto visual con mamá es capaz de organizar el 90 % de la capacidad intelectual del bebé, papá organiza un 40 %, los abuelos organizan otro 40 % y el cuidador organiza solo un 10 %. Si al cabo del año hemos conseguido entre todos organizar el 100 % de la capacidad intelectual del bebé, estará perfectamente preparado para poder organizar la anticipación y la planeación.

Entre el año y los dos años, tu bebé empezará a usar dos adverbios muy importantes: qué y dónde, para empezar a pensar en el cuándo y el cómo, y así, a los tres años, tener la organización de un pensamiento que de respuestas a esas preguntas.

Es necesario tener un conocimiento integral del desarrollo del bebé en el tiempo para poder dar los estímulos necesarios en el momento justo y oportuno y desarrollar la atención de tu bebé, que será determinante para el desarrollo de la determinación, el criterio y el raciocinio.

Atención

Cuando hablamos de atención, no me refiero únicamente a la atención que se necesita en el colegio o a cualquier trastorno relacionado. A diferencia de la bipedestación o de la propiocepción, que se desarrollan porque sí, la atención se desarrolla y organiza desde el momento mismo de la concepción, y una vez más, mamá es el elemento esencial en la buena organización de la gestación. Es en este periodo cuando entran a tallar la epigenética y el desarrollo de la identidad del niño. El niño desarrolla su yo... su identidad. Desde el punto de vista epigenético, tanto mamá como papá hablan con el bebé en todo momento durante la gestación, así el bebé sabe que siempre tiene personas que lo están asistiendo.

Cuando el bebé nace, llega el momento del «hociqueo» entre mamá y su bebé... el bebé aprende a reconocer a mamá; con este juego de miradas, tu bebé empieza a desarrollar la atención. Este contacto de abrazos, ese acurrucar en el pecho -que también debe ser el de papá, no solo el de mamá- hace que se pongan en contacto la parte emocional del bebé con el de sus papás... se crea la empatía emocional. Y en el desarrollo de esta empatía emocional también juegan un papel importante los abuelos, porque el arrullo es muy importante en el desarrollo de la atención emocional del bebé. En este periodo también hay un juego importante de contacto de manos que ayudará a que el bebé tenga un mejor proceso atencional.

Por otro lado, durante los primeros meses de vida, el bebé debe dormir en su natural posición fetal fisiológica, que es la posición en la que va a poder reaccionar ante un posible reflujo sin poner en riesgo su seguridad y es, además, la posición desde donde va a poder desarrollar la atención al giro de la cabeza y del cuerpo.

Y aquí, hablando de atención y antes de olvidarme, debo mencionar que se ha encontrado una relación directa entre los problemas de atención y la bipedestación temprana... papás, no ayuden a su bebé a que se sostenga sobre sus piernas antes de tiempo, acompáñenlo en su proceso natural.

Al llegar al tercer trimestre, los pies de tu bebé irán hacia la flexión, será capaz de levantar la cabeza, hacer seguimiento visual y tener una expresión facial. El contacto visual es muy importante, estamos en el inicio de la socialización... «¡yo sé, que tú sabes, que yo sé!». Mamá, tu bebé ya es capaz de imitar tus muecas gracias a las células espejo. Estás en el periodo de los primero seis meses del resto de la vida de tu bebé... en estos primeros seis meses tu bebé desarrollará el 50 % de su cerebro... ¡aprovéchalos!... acompaña a tu bebé en el desarrollo de su atención.

No es necesario llegar a los tres años para detectar algún problema en el desarrollo de la atención emocional del bebé, a los tres meses el bebé debe ser capaz de hacer contacto visual y de «hablar con la mirada», si no es así, es el momento de buscar diagnóstico, ayuda y consejo.

Así, llegamos a la sedestación. Durante este periodo, tu bebé sigue con su atención en la comunicación no verbal (muy rica), la expresión facial y la fijación de mirada. Y llega el momento de gatear. Piensa que a los homínidos nos tomó más de 40 millones de años dejar la posición cuadrúpeda (de gateo) para llegar a la bipedestación, y esto implica el cruce de información entre un lado del cerebro con el otro, con lo cual, el gateo es uno de los elementos básicos para desarrollar una buena cantidad de atención.

A partir de los nueves meses, tu bebé aprenderá a pararse solito, aprenderá a manejar su peso y aprenderá el «no» como parte integral de la compañía, la disciplina, las normas y los juegos sin tecnología. Aquí podemos reforzar el desarrollo de la atención con, por ejemplo, la natación.

Cumplido el año, tu bebé ha desarrollado el 70 % de su cerebro y estará preparado para recibir otros tipos de estímulos.

Inteligencia emocional

Cuando tu niño entra en un círculo de «no quiero» (no quiero comer, no quiero dormir, no quiero salir), papás, les propongo que traten de entender la diferencia entre «querer» y «poder»... piensen que vivimos en un momento en el que los niños están permanentemente bajo un listado de cuestionamientos y evaluaciones de comportamientos.

Aquí voy a hacer una relación de las principales emociones que debe saber manejar un niño:

- ➢ La ira
- ➢ El temor
- ➢ El placer
- ➢ El amor
- ➢ La sorpresa
- ➢ El disgusto
- ➢ La vergüenza
- ➢ Las gracias

No debemos olvidar que somos un cerebro triuno, tres cerebros (el reptil, el mamífero, el humano) en uno, pero ¡ojo!, aquí les propongo cambiar el paradigma con el que iniciamos este apartado y cambiemos el «querer» por el «poder»… entenderemos que muchos «no quiero» en realidad esconden un «no puedo», y entonces comprenderemos que debemos ayudar a controlar.

Propiocepción

La propiocepción es el sentido que tiene el cerebro para interpretar todo lo que está a nuestro alrededor, dentro y fuera de nosotros mismos. Si estamos en casa y cerramos los ojos, sabremos perfectamente en qué habitación estamos, dónde está la puerta, dónde está la cocina, cómo están nuestros pies, dónde están nuestras orejas, etc.; gracias a la propiocepción reconocemos nuestra propia identidad, nos podemos ubicar en el espacio y podemos manejar nuestro espacio peripersonal.

Este sentido está en unos receptores en lo más profundo de nuestro cerebro, en el tronco cerebral (hablamos de él en el apartado del **Parto**). Debemos tener en cuenta que el cerebro se desarrolla en diferentes etapas desde el día cero del feto. Al momento de nacer, el bebé tiene desarrollado un 25 % del cerebro que va a tener de adulto, o el 10 % del peso corporal del bebé (esto último es importante porque está relacionado con el número de células del cerebro). A los seis meses el bebé ha desarrollado el 50 % de su cerebro y al año ha logrado un desarrollo del 70 %. El 90 % lo alcanza el niño a los tres años de edad. Es así como con el tiempo, este desarrollo es el que se va a encargar de organizar el cerebro, y a través del sensorio, reconocerá nuestro sistema sensorial y el manejo del espacio.

Les recuerdo papás, que el cerebro del bebé recibe estímulos a través de las células en espejo desde la gestación.

Entonces, durante la gestación se desarrolla el aspecto sensorial de tu bebé, después del parto y hasta el momento de bipedestación, se desarrolla el aspecto motor; cuando el desarrollo de estos dos aspectos es homogéneo y se consiguen reunir, tu bebé gozará de una integración neurosensorial que le regalará un futuro más fácil.

CAPÍTULO 6 - *MÓDULO 4 :*
INTEGRACIÓN NEURO SENSORIAL y
JUEGOS

«Jugar es la forma favorita de nuestro cerebro para aprender».

Diane Ackerman

Aunque para facilitar el seguimiento del neurodesarrollo de nuestros bebés definimos diferentes periodos o fases, en realidad, no se pueden separar; la intención es llegar a tener la atención plena del bebé y una integración neurosensorial completa.

Integración neurosensorial

La siguiente figura es una guía para los temas que trataremos a partir de ahora y donde los términos filogenia[4] y ontogenia[5] serán recurrentes.

---

[4] **Filogenia:** Origen, formación y desarrollo evolutivo general de una especie biológica.
[5] **Ontogenia:** Formación y desarrollo individual de un organismo, referido en especial al periodo embrionario.

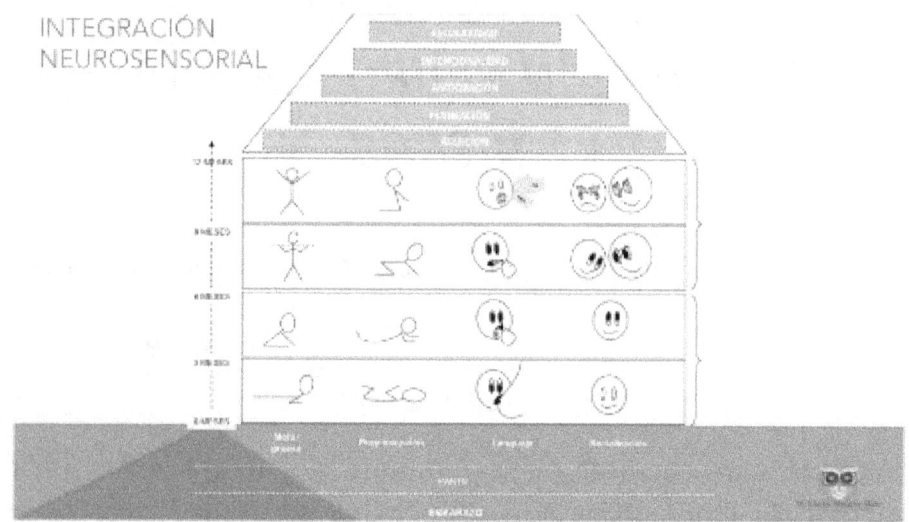

Ya lo hemos comentado antes, pero recordemos que en el momento de nacer, solo el sistema nervioso periférico está totalmente desarrollado, el cerebro no... está formado, pero no tiene tracto... no tiene ese forrito que cada axón (cablecito) debe tener.

Las 40 semanas de gestación podemos compararlas con la evolución, desde la aparición de la primera célula en el agua, hasta que esta se convierte en un anfibio que nada, se mueve y desplaza, tal como lo hace el embrión. Durante estas 40 semanas este embrión desarrolla el sistema nervioso central (el cerebro) y el sistema nervioso periférico.

Gracias a que el sistema periférico sí se desarrolla completamente, el feto puede desplazarse y jugar en el vientre de mamá durante toda la gestación y desarrollar el sensorio, y es desde aquí, desde el sensorio, de donde va a nacer el sistema neurovegetativo; este es un sistema autónomo que controla todo el aspecto fisiológico del cuerpo.

A la vez, se desarrollan el movimiento, la inmunología y los sentidos... sí, el bebé dentro de la cavidad uterina puede oler, ver, gustar, oír y tocar todo lo relacionado con mamá.

Al llegar la semana 40 de gestación, llega el momento de nacer... el feto tiene que salir del entorno acuoso en el que vive para convertirse en un anfibio. El nacimiento debe ser un proceso lento que permita al bebé, por medio de la reptación, el tono y la fuerza de su nuca, salir a un entorno en el que tiene que lidiar con la gravedad, la traslación y la rotación del planeta.

Una vez que el bebé nace, ya fuera de la cavidad uterina, reconoce a su mamá a través de su olor, su voz, su tacto... y este es el proceso que se llama «integración neurosensorial».

Aunque no lo creas, es la gravedad de nuestro planeta la que va a permitir unir, a través del sensorio, el cerebro periférico con el sistema motor (sistema nervioso central), que es el que nos permite ponernos de pie... ¿te das cuenta la importancia del sensorio?... su organización nos permite sentar las bases para una vida satisfactoria, feliz... además, los seres humanos sabemos cuánto hemos vivido, pero no sabemos cuánto vamos a vivir, y siempre estamos pensando y sintiendo todo lo que nuestro cerebro fue.

Entonces, en la primera fase, se desarrollan el sensorio y las memorias implícitas. Cuando el bebé nace, lo que hace el cerebro es pasar esas memorias implícitas a memorias explícitas, que se convertirán en patrones de acción fija si el desarrollo del sensorio es el adecuado.

DR. CARLOS MEDINA MALO

A partir del año de edad, los bebés pueden programar. Programar es planear en el cerebro viejo, secuenciar con el cerebro motor y ejecutar teniendo claro el dónde, el qué, el cuándo y el cómo. El bebé llega aquí gracias a la integración neurosensorial... el bebé ha tenido que voltearse para poder sostener la cabeza, ha tenido que arrastrarse para poder sentarse y pararse, y ha tenido que gatear para poder caminar. En este punto, el bebé tiene que ser capaz de sentir y reconocer su entorno.

Juegos

Los juegos son la mejor manera de aprovecha el día a día para estimular a tu bebé, especialmente en el desarrollo del cerebro de las caricias y el cerebro moral; esto permitirá que el bebé pueda pasar todas sus memorias implícitas a memorias explícitas y a patrones de acción fija.

Papá, este es tu momento, es cuando puedes empezar a interactuar con tu bebé y a transmitirle seguridad... esto influirá para que en un futuro, tu bebé sea un ser humano competitivo, capaz de ser parte de un equipo y de la sociedad.

Este es un camino paulatino que se desarrolla poco a poco y va de la mano de la edad cronológica del bebé. Como padres, debemos buscar que el bebé tenga una buena organización en sus juegos, ya que estos en gran parte definirán su interacción social futura.

Debemos saber y estar atentos a las diferentes etapas y secuencias de los juegos. La posición de cada uno de los miembros y sentidos de nuestros bebés y niños, es sumamente importante en el desarrollo adecuado; hay que estar atentos a sus reflejos, la mirada tiene que ser activa... papá, mamá... mira a tu bebé, con el contacto visual no solo establecerás unos lazos afectivos importantes, también te asegurarás de entender a tu bebé y serás capaz de predecir cualquier dificultad y podrás tomar las medidas oportunas apenas detectes cualquier indicio. Y no estamos hablando solo de situaciones que puedan requerir ayuda profesional, no... por ejemplo, si un bebé está triste o lloroso por cualquier situación, el simple hecho de consolarlo con un beso o una caricia, hace que reciba tranquilidad y pueda controlar su sistema de alarma, que es el sistema que lo ayuda a sobrevivir.

Otra cosa importante papás, ustedes son ese espejo en el que su bebé, o su niño, se está mirando permanentemente; son ustedes de quienes está aprendiendo por imitación y repetición... el niño repite, repite y repite hasta conseguir aprender.

También tenemos que contar con el miedo ya que es una sensación que tenemos los seres humanos porque sí, y es muy importante que el bebé y el niño siempre se sienta estimulado, protegido y halagado para dominar ese miedo y hacerlo racional.

Estos juegos tan importantes en el desarrollo de nuestro bebé están marcados por una tendencia genética y de género; por naturaleza, las niñas siempre tienden a preferir las muñecas y los niños, los juegos de competencia. Esto no significa que no intercambien papeles, asuman diferentes roles ni disfruten de la variedad y diversidad en el juego... simplemente denota una tendencia genética y de género.

El desarrollo sensorio es muy importante en los juegos, va a influir en un mayor o menor disfrute, y es en los juegos cuando podemos reconocer y encontrar la manera de ayudar a nuestro bebé o nuestro niño de la mejor manera posible.

DR. CARLOS MEDINA MALO

El contacto a través del juego con nuestro bebé o nuestro niño nos permite conocerlo, reconocerlo y sentirlo. Debemos evitar los juegos tecnológicos con pantallas ya que en estos casos el niño presta atención al fondo, no presta atención a la figura... y cuando llega a clase, lo que necesita es prestar atención a la figura... ¡cuidado!... estamos hablando de un trastorno de la integración sensorial.

Los juegos deben permitir estimular todo nuestro entorno (delante, detrás, a los lados) con todos los sentidos despiertos; nos deben permitir obtener información, nos deben permitir aprender a manejar nuestro espacio peripersonal y nuestro medio ambiente.

Y no te preocupes si tu niño es desordenado, papás, preocúpense y consulten si el niño es, más bien, muy ordenado.

Un juego importante para el desarrollo de tu niño es el naipe; en este juego participan la familia y los amigos, y hay que interactuar, hay que seguir un orden, hay que hacer cálculos... el naipe es un juego muy integrador que hace que el niño juegue en equipo.

El ajedrez es otro juego fabuloso... hay que planear, hay que ejecutar, hay que buscar estrategias, hay que tener paciencia... ¡hay que saber perder!... hay que aprender que cuando se pierde, se gana.

Algo tan importante como el criterio también se adquiere a través del juego... y alguien tan importante como una mascota comparte nuestro mismo cerebro reptil, lo que no tienen es secuenciación ni ejecución, pero definitivamente ayudan a la socialización.

DR. CARLOS MEDINA MALO

No olviden papás que sus bebés son únicos, cada cerebro es completamente individual en la organización y en la ejecución.

En todo este proceso del juego y la integración neurosensorial, lo que se desarrolla es la inteligencia social, que es la inteligencia que va a determinar el nivel de felicidad de tu bebé cuando sea un adulto independiente.

CAPÍTULO 7 - *MÓDULO 5 :* *LENGUAJE y HABLA VERBAL*

«La cosa más admirable es que la conciencia del lenguaje y la experiencia social surgen contemporáneamente y de manera absolutamente paralela.»

Lev Semyonovich Vygotsky

Hemos llegado a la etapa del habla... cuando tu bebé empieza a hablar, a comunicarse. En esta etapa es muy importante la interacción porque tu bebé va a aprender a comunicarse imitando... ¡imitándote! Va a intentar repetir, no solo todo lo que oye de ti, sino también tus gestos.

Cuando el bebé está recién nacido, su forma de comunicación es el llanto, ahora, en esta etapa, ha cambiado al balbuceo; papá, mamá, contesten siempre esos sonidos guturales que hace su bebé porque así se dará cuenta que se puede comunicar y estará más en contacto con ustedes. Luego, cuando le empiecen a salir los dientes, los balbuceos cambiarán a fonemas.

Esta etapa también es muy importante en el proceso de integración.

El habla

Aunque no lo creas, el lenguaje y la comprensión comienzan en el útero a través de la estimulación verbal y no verbal que recibe el bebé de papá y mamá, pues, acuérdense que los bebés desarrollan los cinco sentidos, además del movimiento y la inmunología, en el vientre de mamá.

Cuando nos referimos al habla, nos referimos a la comunicación, y la comunicación puede ser verbal y no verbal.

Y algo importante y que debemos tener en cuenta también, es que ahora no estamos tocando el tema del lenguaje sino del habla, de todos los mecanismos y formas articulares que a la larga nos ayudarán a mantener una comunicación efectiva.

En el caso de los bebés, hay una comunicación tremendamente importante con la mamá a través de la mirada, del contacto visual. Ese proceso íntimo y tierno entre la mamá y su bebé durante el momento de la lactancia, está rodeado de una cantidad infinita de procesos hormonales y cerebrales... ¡sí! el bebé con la búsqueda del pezón envía información al cerebro de mamá, y el cerebro de mamá, al recibir esta información, hace que se produzca la leche que luego el bebé podrá succionar y deglutir. Este proceso es natural cuando el parto ha sido natural, los cerebros de la mamá y su bebé están listos, preparados y en comunicación para seguir con el proceso congénito de desarrollo del bebé. Cuando el parto es por cesárea, este proceso hormonal se pierde y el proceso de la lactancia será menos fluido.

El proceso de búsqueda, succión y deglución, papá, mamá, son parte del proceso del habla... tu bebé está desarrollando su cerebro, y nuevamente, aquí tengo que recalcar la importancia del contacto visual entre mamá y bebé, y también tengo que decir que cuando se reemplaza el seno por el tetero[6], este contacto visual se pierde.

Durante la lactancia, tu bebé vuelve a oír el corazón de mamá, los ruidos de su estómago, el ritmo de su respiración; juega con el seno de mamá, siente su piel, su temperatura y busca su mirada... en realidad, mamá, lo que tu bebé está haciendo es comunicarse contigo y está organizando lo que va a ser su lenguaje... ¡ojo! no el habla, porque el habla está organizada con la búsqueda, la succión y la deglución.

Cuando tu bebé tiene tres meses y ya sostiene la cabeza, maneja mejor el contacto visual, la intención y la planeación. Durante los tres primeros meses, tu bebé tiene una sonrisa automática, es ahora, a partir del tercer mes, cuando empieza a desarrollar la sonrisa social... es el principio de la socialización.

Es también el momento de empezar a introducir alimentos, no sustituir el seno, sino, agregar una cuchara que ayude a tu bebé a aprender a manejar los labios y pueda cambiar el succionador, que es su lengua, por un mascador que van a ser los labios... además de tener que barrer la cuchara.

---

[6] Biberón, mamadera, mema, mamila, pepe, chupón, pacha, o tetero es un recipiente que se utiliza para dar leche, agua y demás líquidos a los bebés o niños.

DR. CARLOS MEDINA MALO

Este periodo es muy importante porque, al iniciar la mascación, tu bebé empieza a tener el control de la saliva. Aquí tenemos que tener cuidado con el chupón, pues, aunque es una gran ayuda a la hora de calmar o dormir a nuestro bebé, se le está manteniendo la función de succión y se le demora la función de mascación.

A partir del sexto mes, tu bebé empezará a tomar alimentos con diferentes texturas en las papillas y el tetero deja de ser lo más importante en su alimentación. En este momento empieza el desarrollo pleno de la socialización, maneja muy bien su cabeza, reconoce sus manos y empieza la etapa de la masticación.

La comunicación no verbal, especialmente con mamá, sigue siendo un lazo muy fuerte, y se está preparando para entrar a la etapa de comunicación verbal de una forma suave y agradable. Tu bebé ahora juega con los alimentos, puede empezar a probar una gama más amplia y variada de viandas y debe empezar a practicar con el reflejo mano-boca.

Durante este tercer trimestre, tu bebé ya debe controlar la saliva y debe empezar a intentar el lenguaje verbal... no olvides de la gran importancia de la mímica para que tu bebé desarrolle sus habilidades del habla... tu bebé te imita, no dejes de interactuar con él.

Con respecto a la alimentación, debes saber que la capacidad de tu bebé para disfrutar de la comida (frutas, verduras, etc.), está relacionada con su sensorio, un pequeño desajuste puede hacer que muchas veces el bebé no disfrute de los alimentos y entonces será un niño con cierta dificultad para comer. Por otro lado, los problemas respiratorios o fenómenos alérgicos con las comidas, también van a afectar su proceso alimenticio. Desde esta etapa, en la que el bebé empieza a probar una gran variedad de alimentos, es importante que le ofrezcamos la gama más amplia de sabores y texturas para que aprenda a reconocerlos y consiga disfrutarlos y así logre ser una persona con una alimentación adecuada y equilibrada.

Verbal

El lenguaje es un fenómeno que se desarrolla a través del proceso de la socialización y que tiene, como una de sus características, la anticipación.

Nuevamente volvemos a nuestros antepasados, a los Neandertales e incluso los Cromañones. Conforme fueron evolucionando y su comportamiento de «manada», con una comunicación básicamente «corporal», fue evolucionando hacia la socialización, se hizo necesaria una herramienta capaz de facilitar la «comunicación»... se hizo necesario «hablar».
Todo este proceso está asociado al hecho de haberse erguido en dos pies, ya que esto permitió que su anatomía cambiara hacia la posibilidad del habla... los ruidos guturales cambiaron a algo así como una corneta que posibilitó la comunicación, aunque todavía tuvieron que pasar unos miles de años hasta llegar al lenguaje; los vestigios indican que la comunicación tal y como la

conocemos hoy, que incluye el habla y la escritura, apareció hace unos 40 mil años... ¡junto con los abuelos!

El caso de los idiomas es diferente, estos aparecen como consecuencia de la separación de los pueblos, sin embargo, la comunicación en base al pensamiento es universal puesto que, este pensamiento, siempre tiene las mismas características: hay un sujeto, hay un verbo y hay un complemento que se organizan y ubican en el tiempo pasado, presente o futuro. También aparecen los adverbios: qué, dónde, cuándo, cómo, por qué y para qué, que aparecen durante lo que se conoce como infancia.

Gracias a todo esto podemos organizar lo que va a ser el cerebro fonético, o el cerebro de la comunicación... una cosa es entender, otra cosa es la palabra y otra cosa es darle significado a la palabra.

Cuando tu bebé consigue ponerse en pie y mantener el equilibrio, empieza a pronunciar monosílabos que finalmente llegarán a ser la comunicación tal cual la entendemos hoy, es decir, una comunicación en la que intervienen un emisor, un receptor, un código, un mensaje y un canal, sin embargo, la tecnología nos está empujando a mantener una comunicación no verbal sin contacto visual, que es la parte más complicada de la socialización... la tecnología está dificultando esta parte tan importante del desarrollo de nuestros niños y es que, en realidad, mamá, papá, es sustancial que el niño no reciba información (como la que recibe de la televisión, por ejemplo) sin que entienda el por qué y el para qué.

DR. CARLOS MEDINA MALO

Tenemos que tener muy en cuenta el lenguaje corporal ya que complementa el lenguaje verbal, y el contacto visual está en el primer lugar en importancia en la lista del lenguaje corporal. Hay que buscar la coherencia entre el lenguaje verbal y el lenguaje no verbal.

Por otro lado, el juego es el prototipo de la comunicación no verbal que permite jugar al qué, cuándo, dónde, cómo, por qué y para qué, y todo esto llevará a tu bebé a tener un cerebro concreto... el cerebro del aprestamiento, que lo prepara para iniciar su formación académica, aunque estemos hablando del inicio de esta formación en el jardín o parvulario.

La comunicación nos permite también exponer, interpretar y dar a conocer las múltiples inteligencias: la visual, la existencialista, la interpersonal, la intrapersonal, la kinestésica, la rítmica, la verbal, la lógica y la naturalista... escucha y siente a tu bebé sin estar limitado por las inteligencias clásicas, esas de toda la vida, y así, cuando llegue a la adolescencia y sea capaz de saber qué es lo que quiere ser, podrás guiar y acompañar sus pasos y estimular sus talentos para que sea un adulto productivo para la sociedad, pero sobre todo, para él mismo.

Además, nuestro cerebro, a través de la comunicación, también expresa si es lúdico o pragmático. Si es lúdico, vivirá en la imaginación y en las artes; si es pragmático vivirá en la ciencia y en el control de cosas, casos y situaciones.

DR. CARLOS MEDINA MALO

Es sabido que el hemisferio derecho del cerebro maneja la mano izquierda, y el hemisferio izquierdo, maneja la mano derecha; lo que no está muy difundido es que el hemisferio derecho maneja el pasado y el futuro y el hemisferio izquierdo, maneja el presente.

Algo que también es interesante en esto de la comunicación verbal y no verbal, es que, aunque para expresarnos verbalmente utilicemos un sinfín de idiomas, dentro de un sinfín de culturas diferentes, la expresión facial como parte del lenguaje no verbal para la alegría, el enfado, el asombro, el dolor, la tristeza, la picardía, la duda y la maldad son iguales en todos los idiomas y culturas... ¡los sentimientos son universales!

Entonces, resumiendo un poco este capítulo, debemos considerar que para tener habla y tener un buen movimiento fonológico, debemos tener una buena búsqueda y buena succión; posteriormente una buena mascación y buena deglución. Una vez que tu bebé maneja perfectamente la deglución, empieza con el proceso de masticación, y con la masticación, aparece la dentición... entonces tu bebé empezará con su primeros fonemas y palabras... hasta este momento, la comunicación con tu bebé ha sido enteramente no verbal.

CAPÍTULO 8 - *MÓDULO 6 : EVOLUCIÓN Y DESARROLLO SOCIAL y SOCIALIZACIÓN 2*

«No es el más fuerte de las especies el que sobrevive, tampoco es el más inteligente el que sobrevive. Es aquel que es más adaptable al cambio.»

Charles Darwin

Desde el momento en que nos pusimos en pie, hasta hoy, hemos pasado por diferentes etapas del proceso evolutivo, desde tener un comportamiento de manada hasta que, hace unos 100 mil años, aparece súbitamente lo que es la teoría de la mente: el «yo sé, que tú sabes, que yo sé», o, «tú sabes, que yo sé, que tú sabes». Pero no es hasta hace solo unos 20 mil años que hemos empezado a escribir sobre nuestra propia historia, nuestros códigos de convivencia, etc., además de manejar un código de comunicación de acuerdo a la región y las migraciones.

Evolución y desarrollo social

Vamos a empezar recordando que el cerebro tu bebé necesita tener integradas la motricidad fina (que se desarrolla durante el embarazo), la motricidad gruesa (que se desarrolla durante el primer año de vida), el habla y la socialización. Estos cuatro aspectos deben unirse con un solo cable, que es el hilo conductor que se consigue con la estimulación que empieza antes del nacimiento y que hace que todo el proceso se organice e integre.

Para tener las etapas muy claras antes de pasar a hablar sobre la socialización, vamos a resumir y recordar lo que hemos avanzado hasta ahora:

➤ Tu bebé alcanza en nueve meses de gestación lo que el hombre, como especie, ha alcanzado en 750 millones de años

➤ Durante los nueve meses de gestación se desarrolla el sensorio, la motricidad fina

➤ Una vez transcurrida la etapa de la gestación, tu bebé debe nacer, y desde ese momento tu bebé inicia una pelea contra la gravedad que le permitirá empezar su neurodesarrollo (motricidad gruesa)

➤ Durante el primer año de vida de tu bebé, el neurodesarrollo se divide en cuatro trimestres:

- En el primer trimestre tu bebé sostiene la cabeza y se voltea, lo que lo prepara para sentarse; en este periodo la socialización es con mamá y es no verbal

- En el segundo trimestre tu bebé se sienta solito y empieza la secuenciación; la socialización sigue siendo con mamá y sigue siendo no verbal

- En el tercer trimestre tu bebé empieza a ponerse de rodillas y consigue ponerse de pie él solo; la socialización ahora es principalmente con mamá y papá, aunque también ya influye el medio ambiente (abuelos, hermanos, etc.), pero sigue siendo no verbal

- En el cuarto trimestre tu bebé empieza a caminar y a hablar, además, empezamos a manejar las horas de sueño y vigilia porque, todo lo que tu bebé aprende durante sus horas de vigilia, se guardan en el cerebro durante la noche para adquirir más socialización... para tener un cerebro social que además empieza a tener una comunicación verbal
- Entre el año y los dos años, el cerebro del bebé, que se ha organizado hacia la parte posterior (el cerebelo) va a desarrollarse hacia adelante; además, tu niño ya logra correr y entiende el qué, dónde, cuándo y cómo

- A los tres años tu niño entenderá el por qué y el para qué, lo que lo lleva a la gran socialización: «yo sé, que tú sabes, que yo sé»

Este resumen es importante porque necesitas saber qué es lo que debes esperar en cada uno de los periodos del desarrollo de tu bebé para saber qué esperar en el siguiente.

Socialización 2

Como ya lo hemos mencionado antes, la socialización empieza con una comunicación no verbal donde la expresión facial y corporal son los que toman el lugar de las palabras. En esta etapa, la estimulación que recibe tu bebé por parte de las abuelas es muy importante para alcanzar un desarrollo motor y neurosensorial que llevarán a tu bebé a desarrollar una condición óptima que le permita llegar al equilibrio y a la planeación necesarias para pasar a caminar y a la anticipación motora.

Acordémonos que toda esta organización la recibimos como herencia de nuestros ancestros lejanos, y gracias a ello hoy nuestras redes neuronales son capaces de constituir comunicaciones. Estas redes neurales se van organizando y ganando a medida que el cerebro evoluciona... y también a través de la vida con las estimulaciones.

Las estimulaciones no son única y exclusivamente sensoriales, pueden ser también emocionales. Un gesto de ternura, apoyo, confort, reconocimiento, etc., son estímulos muy fuertes que refuerzan la satisfacción, algo muy importante, sobre todo en la adolescencia, periodo en el que las hormonas están alteradas y un estado de satisfacción alto puede evitar que tu hijo siga o caiga en caminos poco recomendables e incluso peligrosos.
Dicen que los ojos son el espejo del alma... yo diría que la expresión de la cara es el espejo de lo que está sucediendo en el cerebro.

Desde el punto de vista social, los momentos familiares crean percepciones absolutamente espectaculares en los cerebros de las personas, sin importar la edad, y quedan grabadas en las memorias implícitas.

Este es el momento de mencionar que la socialización que podemos adquirir a través de las redes sociales no nos da algo muy importante... no nos da la emoción que sí nos da la estimulación sensorial; otra cosa única que no consigue las redes sociales es poner los cerebros en sintonía... cuando un grupo cercano está reunido, en oración por ejemplo, consigue poner todos los cerebros que participan en ese evento en una sola frecuencia, y este evento quedará grabado como de satisfacción y un día será añoranza.

La familia deja grabadas en la memoria recuerdos imperecederos en todas las generaciones. La distancia no es un factor que influya negativamente en los recuerdos, en realidad,

DR. CARLOS MEDINA MALO

no es importante, además, estos recuerdos incluyen a nuestras mascotas... son parte importante de la socialización, son parte de nuestro cerebro social y son capaces de dar una cantidad de afecto increíble por el simple hecho de ser parte y pertenecer al grupo familiar.

En cuanto a la sociedad, las personas no nacen como parte de ella, nacen con una predisposición a pertenecer a ella, y llegan a ser miembros activos a través de la comunicación. Es en el momento inicial de la socialización cuando el contacto visual juega un papel muy importante para el proceso. Luego, para conseguir internarnos en la sociedad, necesitamos aprehender el mundo que nos rodea, necesitamos interiorizar nuestra realidad exterior. Finalmente, el mundo se organiza para nosotros cuando nos ponemos en pie y asumimos un mundo en el que ya viven otros.

Inicialmente, se tenían en cuenta dos tipos de socialización: la socialización primaria (niñez) y la socialización secundaria (submundos culturales). Hoy por hoy, se tiene en cuenta un tercer tipo de socialización: la socialización terciaria (profesional).

Los seres sociales están influidos por la conducta, y esta conducta será producto de nuestro origen, nuestra madurez o edad, el medio ambiente y nuestra profesión. Pero también hay una serie de factores de aprendizaje:

- ➢ Interno (que definen nuestra personalidad)
  - o Nuestra genética, regalo de nuestros padres
  - o Nuestros intereses, aporte de nuestra familia
  - o Nuestras capacidades, muy relacionadas al género

- ➢ Medio (importantísimo)

DR. CARLOS MEDINA MALO

- La familia
- El barrio
- Los amigos
- El ambiente

➢ Inducción
  - La escuela
  - Los tic´s
  - Los profesores
  - Los medios

La reproducción es también parte de la socialización. Este proceso pasa por diferentes etapas a lo largo de nuestra vida y, desde la niñez, es necesario hablar de este tema con nuestros hijos, incluyendo la masturbación, sin darle ningún giro negativo a esta parte tan natural de nuestra vida.

Por otro lado, tenemos el desarrollo psicosexual, que se define como la sexualidad presente en cada individuo desde el nacimiento y durante toda la vida... es algo que siempre está allí y donde la curiosidad es.

CAPÍTULO 9 - *MÓDULO 7 : CALIDAD DE VIDA SUBJETIVA y OBJETIVA*

«La felicidad es el significado y el propósito de la vida, la meta general y final de la existencia humana.»

Aristóteles

La calidad de vida, desde el punto de vista biológico, es algo muy difícil de definir ya que, por lo general, se define desde el punto de vista social y filosófico. Sin embargo, aquí trataremos de definir lo mejor posible los procesos biológicos y madurativos que pueden llevarnos a una buena calidad de vida desde el punto de vista objetivo y subjetivo.

Calidad de vida subjetiva

Cuando hablamos de calidad de vida subjetiva, lo que estaremos valorando, deseando y esperando es que todos los factores que rodean a nuestro bebé sean lo más positivos posibles: que tenga buena emoción, buen estado de salud, buena capacidad intelectual y buena socialización... y todo esto está relacionado con la personalidad.

Nuestra personalidad, o nuestra manera de ser, se forma desde diferentes puntos que nos dan la vitalidad para estar bien biológicamente, emocionalmente, socialmente o intelectualmente.

Y todo esto tiene que ver con la organización de nuestro cerebro moral.

Recordemos, papá, mamá, que cuando nuestro bebé nace, solo está desarrollado el cerebro reptiliano. En el caso del cerebro moral, este se desarrolla y organiza a partir de la compañía, la disciplina, las normas y el juego sin mucha tecnología y, finalmente, se manifiesta a través de la personalidad o manera de ser.

Como desarrollo biológico, se manifiesta a través de nuestro neurodesarrollo y nuestra salud. Este es el desarrollo que maneja la gravedad, el movimiento y la traslación. Se manifiesta a través de nuestra región motora y desarrolla el cerebro social, ese cerebro que entiende que «yo sé, que tú sabes, que yo sé», y también el cerebro intelectual que funciona globalmente y puede decidir y tener criterio.

También van a ser de gran importancia en nuestra calidad de vida subjetiva nuestras funciones motoras, nuestro lenguaje verbal y nuestro lenguaje no verbal, pero rodeados de la socialización que hemos ganado a través del tiempo y que hace que los seres humanos tengamos el cerebro más grande de la evolución, que nos da la personalidad y que entiende el qué, el cuándo, el cómo, el dónde, el por qué y el para qué. Estamos hablando de ese cerebro que inició su organización durante el embarazo, que empezó siendo una amígdala heredada de papá y mamá... pero no debemos olvidar que tenemos una historia ancestral de 750 millones de años que nos permite disfrutar hoy de toda nuestra capacidad motora y de comunicación.

Entonces, la calidad de vida subjetiva la da específicamente el equilibrio en el desarrollo y organización del cerebro emocional, el biológico, el social y el intelectual.

Y cuando hablamos de evaluaciones subjetivas, nuestra tendencia al no recibir las respuestas que esperamos o deseamos de nuestros seres cercanos, es pensar «no quiere»... y es subjetivo porque es lo que nosotros nos hemos imaginado de la otra persona sin saber, a ciencia cierta, qué es lo que esa persona tiene dentro de su cerebro, así es que, en este momento en el que estamos viendo lo decisiva que puede ser la organización de nuestros cerebros para alcanzar una vida feliz, creo que es el momento de tomar consciencia y pensar que en realidad, «no puede».

Calidad de vida objetiva

Voy a empezar este título haciendo hincapié que para captar el sentido de la calidad de vida debemos cambiar el verbo «querer» por el verbo «poder».

Es objetivo todo aquello que podemos medir, y en el caso de nuestros hijos, su aprendizaje y comportamiento son dos de los aspectos más importantes que podemos medir tomando en consideración los siguientes aspectos:

➢ Biológico (motricidad gruesa, motricidad fina y comunicación o lenguaje)
➢ Social

- ➢ Emocional (memorias)
- ➢ Aprendizaje (atención)

Si conseguimos la máxima puntuación para cada uno de estos aspectos, la conjunción de ellos hará que nuestro bebé, de adulto, consiga el equilibrio que necesita entre su realidad biológica, social, psicológica/emocional y académica/laborar, que hará de él el adulto pleno y feliz que mencionamos desde el inicio de este libro.

En cambio, si alguno de estos aspectos se ve afectado por cualquier circunstancia, nuestras memorias se verán afectadas por ansiedades, miedos, temores e inseguridades que pueden afectar nuestra escolaridad, lo que definitivamente alterará el aprendizaje y el comportamiento.

Pero la alteración no tiene tampoco que ser grave ni permanente, el simple hecho de tener un dolor de muela (alteración biológica) va a hacer que mi comportamiento y actitud con mi entorno se vea alterado, lo cual afectará mi calidad de vida, aunque en este caso sea un hecho temporal.

Propongo que midan los aspectos que hemos mencionado, en ustedes papás y en sus hijos. Siendo objetivos, podemos tomar cartas en el asunto. Con información y conocimiento, pueden analizar cada uno de estos aspectos y tomar las medidas correctivas necesarias y adecuadas para subsanar cualquier carencia y conseguir mejorar la calidad de vida de cada uno de ustedes y de la familia, si este fuese el caso.

Está en manos de ustedes, papá, mamá, tomar las decisiones más oportunas con respecto a cada una de sus realidades para alcanzar la vida plena de sus bebés desde el primer momento en que lo están deseando y esperando.

Como en la naturaleza que nos rodea, donde el equilibrio es perfección y belleza, en nuestro interior también necesitamos lo mismo: equilibrio.

Busquemos el equilibrio entre nuestros aspectos biológico, social, psicológico/emocional y académico/laboral para alcanzar el equilibrio natural que nos llevará a la felicidad.

Papá, mamá, guíen a su bebé con amor y conocimiento para que alcance este equilibrio en base a la organización del cerebro, para que sea feliz, para que ustedes... y sus nietos... sean felices.

Una calidad de vida plena es sinónimo de felicidad.

Mamá, papá, hasta aquí les he hablado sobre el cimiento ideal para que su hijo/a pueda desarrollar al máximo sus capacidades, tanto físicas, intelectuales como emocionales. Y aun cuando alguna de estas capacidades se vea alterada o afectada, ustedes pueden mejorarla y desarrollarla y también fortalecer las demás... no se trata de abandonarnos al destino... se trata tanto de amoldarnos a él como de amoldarlo a nosotros. Papá, mamá, construye para tu hijo/a el mejor molde y encajará perfectamente en el mundo, sin importar las circunstancias que lo rodeen.

DR. CARLOS MEDINA MALO

Es mi deseo.

OTROS TESTIMONIOS

Conocí al doctor Medina en el año 1993 por referencia de Maritza Ferro, terapeuta ocupacional que estaba atendiendo a mi hijo Carlos Iván, recién nacido, que sufría de una hipotonía aguda que incluso no le permitía succionar el tetero porque se asfixiaba con su lengua. Han transcurrido 26 años en su guía y compañía. Nos ayudó, a través de la Liga contra la Epilepsia, a conocer a nivel genético qué tenía Carlitos, pero entretanto pasaron seis durante los cuales, a pesar de no tener claro su diagnóstico, síndrome de Prader-Willi, fue acertado en sus directrices; se dedicó con paciencia y sabiduría a ayudarnos a entender qué le pasaba a nuestro hijo. Sus consultas eran esperadas por nosotros, no solo porque atendía al niño, sino porque encontrábamos un médico que tiene clara la importancia de que nosotros, los padres, comprendamos lo que aqueja a nuestros hijos, era una clase de «neuropediatría para papás»; sus hermanitos a veces también iban y le consultaban cómo relacionarse con Carlitos, y él se los explicaba.

Su legado de conocimiento, humanidad y sabiduría, es un tesoro para nuestra familia y la llave que nos permitió encontrar la forma de atender adecuadamente a Carlitos y, sobre todo, a que sea una persona feliz y nosotros también.

Madre: María Elvira García Ronderos
Hijo: Carlos Iván

Conocí a el doctor Carlos Medina Malo por la recomendación del médico pediatra de mis hijos, el doctor Francisco Céspedes, el día que mi hijo Benjamín cumplía tres años de edad; el diagnóstico del doctor fue epilepsia de segundo grado.

Nos puso en contacto con unos grandes terapeutas, Gelver y Sandra.

Desde ese momento empezamos a tener controles y poner en tratamiento a mi hijo. Al ver que él mejoraba y que mi hija, que en ese entonces tenía unos meses, se comportaba algo diferente, también la hicimos valorar por él, y el diagnóstico fue hiperactividad.

DR. CARLOS MEDINA MALO

Ha tratado a mis hijos por nueve años y me siento feliz ya que con él no solo tengo a un doctor, sino también a un profesor que me explica cada cambio y cada evolución en el tratamiento de mi hijo; es casi un padre para mí, que nos ha apoyado en todo este camino.

Él y doña Martica siempre están al pendiente de todo, y siempre sacan el tiempo para dialogar con nosotros.

Madre: Diana Marcela Oñate Sierra
Hijo: Benjamin

Somos Sara Rivera y Carlos Bahamon, nuestro hijo Emmanuel Alejandro Bahamon Rivera tiene veintisiete meses de edad y residimos en la ciudad de Ibagué.

Desde antes de nacer, nuestro hijo presentó algunas dificultades, como quedarse sin líquido amniótico a los seis meses de gestación a causa de una obstrucción en la placenta por motivo de una enfermedad llamada lupus like, la cual me mantuvo durante los últimos tres meses de gestación en constante monitoreo, doplers, medicamentos como anticuagulantes, muy buena alimentación y con una cesárea programada desde esa fecha. Al momento del nacimiento se presentaron dificultades a causa de una infección pulmonar, hipoglicemia y una colestasis. Todo esto ocasionó que mi hijo estuviera por veintiún días en la UCI. Cuando todo había pasado y ya se estaban normalizando nuestras vidas, mi hijo cumplió los seis meses de vida y encuentran que tiene retraso motriz. Se empiezan todos los exámenes respectivos y, adicionalmente, detectan que no escucha, concluyendo la especialista que lo llevaba en ese momento, que mi hijo padecía una parálisis cerebral y que no tenía ningún remedio o tratamiento, lo cual, para nosotros como familia, fue bastante doloroso y demoledor. En ese tiempo compartía con muchas mamitas que teníamos nuestros bebés en la UCI, pues pasábamos mucho tiempo juntas. Es cuando una de ella me comentó del Dr. Carlos Medina Malo, el cual atendía a su hija; por medio de ella logramos la consulta y nuestro primer encuentro, llevando nosotros mucha ansiedad, temor, preguntas, expectativas… ¡en fin!

Cuando llegamos, recibimos un muy cordial saludo de bienvenida. El doctor nos escuchó, nos calmó y nos empezó a explicar todo el proceso que

neuronalmente mi hijo había vivido y estaba viviendo, y lo que el entorno lo afectaba, sobre todo el hecho de no tenerme a su lado permanentemente ya que por motivos laborales no lo podía hacer, además de que su falta de mielinización ocasionaba atraso en muchos aspectos de su desarrollo motor, auditivo, visual y de lenguaje. También se generaba ansiedad en él y trastorno del sueño. El doctor nos hizo ver un mundo posibilidades para la recuperación de nuestro hijo y, sobre todo, sentir ese apoyo incondicional de parte de él.
La mejor noticia que recibimos fue que no tenía daño cerebral, que todo era proceso de recuperación con mucho amor, paciencia, dedicación (terapias), algunos medicamentos y seguimiento permanente del Dr. Medina.

A la fecha, nuestro hijo ha logrado sostenimiento cefálico, posición sedente, en cuatro paticas, arrastre boca abajo, boca arriba, sentado, mejor manejo de línea media, atención y seguimiento de órdenes, muchas cosas que al día de hoy se realizan dentro del año y medio a los dos años.

Lo único que tengo son palabras de agradecimiento, principalmente a Dios por permitir que nuestro hijo naciera y logrará desarrollar, poco a poco, sus habilidades, y que pudiéramos contar con el permanente acompañamiento y conocimiento del Dr. Medina y toda nuestra familia.

Madre: Sara Rivera
Padre: Carlos Bahamon
Hijo: Emmanuel Alejandro

Conocimos al doctor Medina por el equipo profesional en terapias del doctor Gelver Celemin.

Mi hijo es paciente de él. Lo que más valoro de él ha sido su calidez humana, el tipo de apoyo que brinda, la disponibilidad de la asesoría permanente, su sensibilidad antes las dificultades de mi hijo y lo certero en las medicaciones. Lo valoro como persona y como profesional, que se conecta con nosotros como padres, tanto que siente lo que nosotros sentimos al ver nuestro hijo con sus problemas. También nos ha ayudado a entender lo que interfiere en el desarrollo de mi hijo. Valoro haber encontrado esa persona con el conocimiento necesario para guiarnos, la persona tan humana que es tanto con mi hijo como con nosotros, la dedicación, la paciencia, la tolerancia, la forma de explicar, el diálogo, la sensibilidad, su ambiente.

DR. CARLOS MEDINA MALO

Frente al cuadro que presenta nuestro hijo fue una ayuda importante, porque desde sus cuatro meses ha sido quien nos ha guiado por el mejor camino, formulando lo mejor, lo que ha ayudado mucho a nuestro hijo. Jacobo, así se llama mi hijo, ya tiene dieciséis meses y ha tenido un cambio espectacular, ya que él nos ha guiado junto con sus terapeutas y mi hijo ha podido evolucionar.

En cuanto a nosotros, como pareja y como padres, también nos ha ayudado mucho, nos ha ayudado a entender a nuestro hijo y a saber cómo guiarlo, a ser valientes, a ser padres más tolerantes; como pareja a ayudarnos el uno al otro, a apoyarnos y, lo más importe, que nos recomienda el amor para nuestro hijo y el amor de familia.

Madre: Ingrid Alejandra Pérez Baquero
Padre: Carlos Julio González Reyes
Hijo: Jacobo

ACERCA DEL DR. CARLOS MEDINA MALO

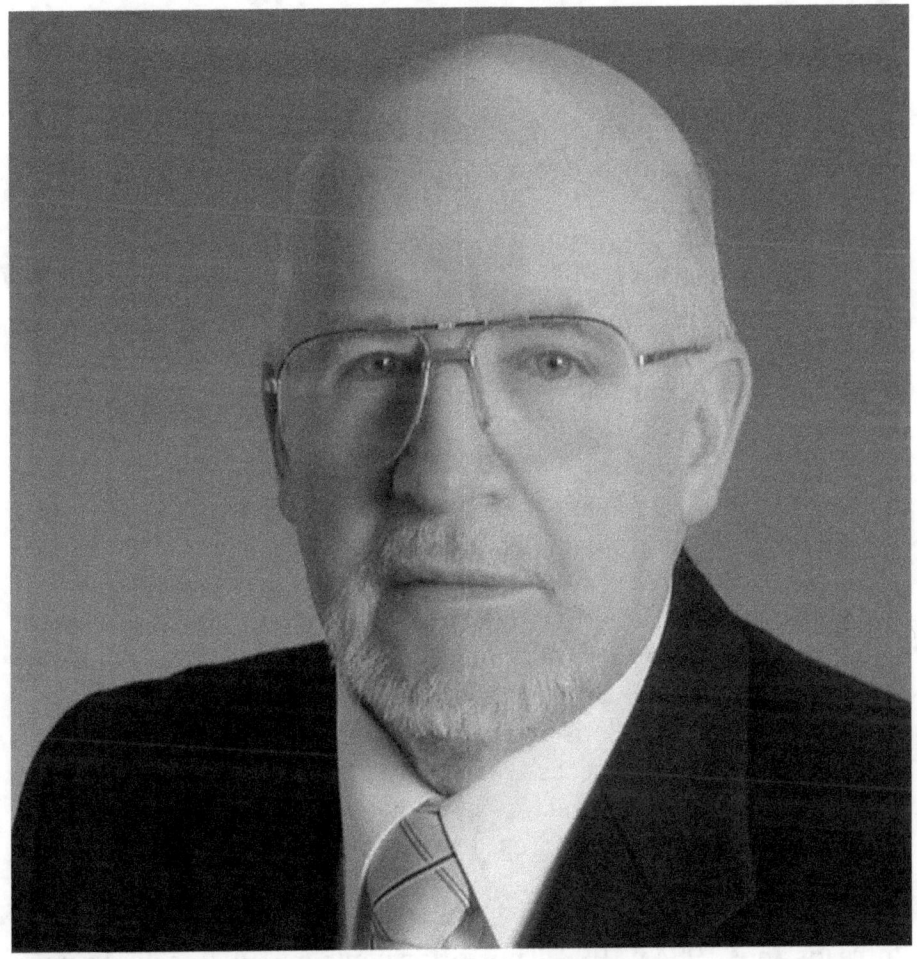

Carlos Medina Malo nació en Bogotá, Colombia, un seis de abril de 1943.

Aunque su infancia estuvo marcada por una figura paterna violenta y posterior abandono, su madre, la Sra. Cecilia Malo, lo crio, guio y finalmente inspiró para que sea hoy el Dr. Carlos Medina Malo, fundador y director de la Liga Central contra la Epilepsia (LICCE) de Bogotá y quien introdujo la neuropediatría en Colombia.

Sus estudios escolares los cursó en un colegio católico de Bogotá y los de bachillerato en el colegio San Bartolomé de la Merced y Santo Tomás.

Se graduó como médico cirujano de la Universidad Javeriana en 1968 y en 1972 ingresó al programa de neurología del hospital militar. Posteriormente, en 1975, viajó a Nueva York, donde estudió Neuropediatría en el Cornell Medical Center.

A su regreso de Nueva York, en 1976, funda el servicio de neuropediatría en el hospital militar y lo dirige hasta 1989. En el año 2000 crea el programa de neuropediatría en la Universidad Nacional de Colombia.

Funda en el año 1977 la Asociación Colombiana de Neurología y 1987 la Asociación de Neurología Pediátrica.

En 1979, con la ayuda de su familia y algunos colaboradores del sector salud, funda la Liga Central contra la Epilepsia de Bogotá (LICCE), cuya misión es ayudar desde los puntos de vista médico y psicosocial a quienes sufren de epilepsia y también a sus familias. Además de todo esto, desde 1982, y dos veces al año, se realizan programas educativos para profesionales del sector salud y educación, además de los mismos pacientes y familiares, logrando que el grupo científico y humano se tomen de la mano.

Entre los años 1984 y 1993, y posteriormente en 1987, se desempeñó como asesor de epilepsia en países de desarrollo. Gracias a su ejemplar desempeño académico, científico y humano, en el año 2001 se le otorga el título de Embajador de la Liga Internacional contra la Epilepsia.

DR. CARLOS MEDINA MALO

En el año 2004 publica su libro **Epilepsia: aspectos clínicos y psicosociales**, teniendo como objetivo brindar información de forma rápida, concisa y efectiva sobre esta condición, además del cuadro clínico y medicamentos de última generación.

Inicia también la publicación de la revista trimestral **Neuropediatría Revisiones,** con el afán de brindar información fácil y accesible a estudiantes y profesionales del sector salud.

Actualmente continúa con la dirección de la LICCE, donde anualmente se atienden unas 13 mil consultas de neurología y neuropediatría, se realizan estudios neurofisiológicos, se ofrecen programas de orientación para pacientes con epilepsia y sus familias, se desarrollan programas de rehabilitación, además de seguir adelante en su afán de compartir todo su conocimiento y toda su experiencia con quienes estén interesados en tratar con pacientes de esta área de la salud.

El Dr. Carlos Medina Malo es profesor emérito de la Universal Nueva Granada de Colombia, profesor honorífico en la universidad peruana Cayetano Heredia y fue reconocido como docente latinoamericano por la Liga Brasileña contra la Epilepsia en 2011.

https://medinamalo.com
info@medinamalo.com

LinkedIn: linkedin.com/in/carlos-medina-malo-17b26a78
Facebook: https://www.facebook.com/medinamalo
Twitter: https://twitter.com/medinamalo
Instagram: https://www.instagram.com/carlos_medinamalo/
YouTube: https://www.youtube.com/user/CarlosMedinamalo

Página de Autor de Amazon:
amazon.com/author/carlosmedinamalo

OTROS LIBROS

Epilepsia
Aspectos clínicos y psicosociales

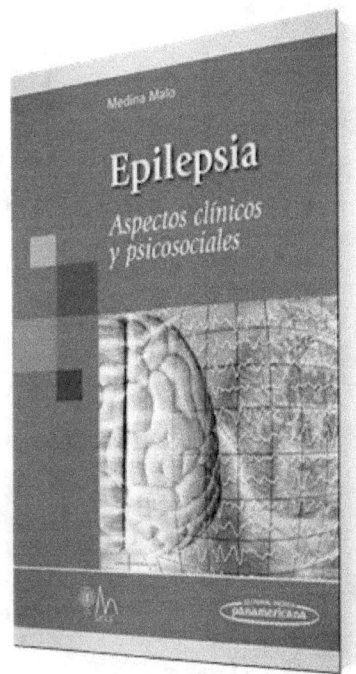

Autor: <u>Carlos Medina Malo</u>
EAN: 9789589181782
Especialidad: <u>Neurología</u>
Páginas: 522
Encuadernación: Tapa dura
Medidas: 17cm x 24cm
© 2004

Enlace de libro:
http://bit.ly/LibroEpilepsiaMM

CURSO DIGITAL

CÓMO ASEGURAR EL MEJOR DESARROLLO PARA TU BEBÉ

Quiero presentarte en este título el curso virtual que he preparado y donde he podido profundizar más los temas tratados en este libro. El objetivo inicial de preparar este curso fue compartirlo con pacientes que se ubican en ciudades alejadas de Bogotá, a fin de poder adelantar algunos de los temas que suelo explicar en nuestras consultas presenciales.

Por diferentes motivos cuento con menos horas disponibles para atender a mis pacientes, por lo que he tomado la decisión de ofrecer este curso también para personas que se encuentran fuera de Colombia, sobre todo para aquellos padres que deseen entrar más en detalle en cada uno de los temas propuestos en este libro.
Puedes acceder a la información de este curso digital a través de este enlace:

http://bit.ly/DesarrolloDeTuBebe

Son contenidos para que compartas con tu pareja y los puedes tener en tu tablet, móvil y/o computador.

Son 7 módulos y más de 30 videos que conforman un proceso donde aprenderás Cómo Asegurar El Mejor Desarrollo Para Tu Bebé

CONTENIDO DEL CURSO:

Primera Parte: Historia-Gestación

Esta parte del curso te permitirá:
- Descubrir las ventajas del vínculo parental para el bebé
- Aprender las funciones parentales y su importancia para la gestación
- Saber cómo sacar el mayor provecho de un embarazo no deseado
- Reconocer y aplicar factores de protección en la gestación

Esto se resolverá a través de las siguientes preguntas para entender la selección natural de tu hijo/hija:
- ¿Qué actividades promueven una buena gestación?
- ¿Cómo saber más de su hijo adoptivo?
- ¿Cuáles son los riesgos para el hijo en la etapa de gestación?
- ¿Qué son los embarazos in vitro?

Segunda Parte: Historia-Parto

Esta segunda parte de tu curso te permitirá:
- Entender las ventajas del parto natural para el desarrollo del bebé
- Cómo construir confianza en la capacidad de parto de la madre
- Qué hacer para fortalecer y apoyar el vínculo parental
- Recibirás herramientas para el mejor desarrollo posible a pesar de las dificultades en el parto

Esto se resolverá a través de las siguientes preguntas para entender la historia del parto y sus implicaciones en la edad gestacional:
- ¿Qué tener en cuenta a la hora del parto?
- ¿Qué sirve para acortar el tiempo de parto?
- ¿Cuáles son las funciones del puerperio y la lactancia en el desarrollo del bebé?

DR. CARLOS MEDINA MALO

- ¿Qué hacer para estimular a bebés nacidos por cesárea?

Tercera Parte: Propiocepción-Postura

Esta tercera parte de tu curso te permitirá:
- Acompañar a tu hijo a descubrir el mundo en sensaciones
- Manejar de ansiedades y miedos
- Potenciar el auto-reconocimiento y percepción del niño
- Entregar herramientas sociales para la integración del niño

Esto se resolverá a través de las siguientes preguntas para el desarrollo de inteligencia social:
- ¿Qué formas de acompañamiento, qué normas y qué juegos facilitan este desarrollo?
- ¿Qué es la hipotonía y otras dificultades?
- ¿Cómo fortalecer la inteligencia social y emocional del hijo?
- ¿Para qué fortalecer la inteligencia emocional del hijo?:

Cuarta Parte: Motor y Gravedad

Esta cuarta parte de tu curso te permitirá entender cómo:
- Aprender los logros motores del hijo según su edad
- Reconocer las alteraciones y trastornos motores
- Conocer las consecuencias de la motricidad en el desarrollo integral

Esto se resolverá a través de las siguientes preguntas para entender los progresos del niño según su etapa:
- ¿Qué es la motricidad gruesa?
- ¿Qué es la motricidad fina?
- ¿Cuáles son las diferencias y cómo son complementarias?
- ¿Cómo ayudar al desarrollo motor del hijo?

Quinta Parte: Lenguaje

Esta quinta parte de tu curso te permitirá:
- Aprender las diferentes formas de comunicación de tu hijo
- Comprender la función del lenguaje en el vínculo familiar

Esto se resolverá a través de las siguientes preguntas para entender:
- ¿Cómo se comunica el bebé antes de hablar?
- ¿Cómo ayudar al desarrollo del lenguaje del hijo?
- ¿Cuáles son las formas de comunicarse con el bebé?
- ¿Cuál es la relación entre la alimentación y el desarrollo del lenguaje?

Sexta Parte: Socialización

Esta segunda parte de tu curso te permitirá:
- Identificar patrones de sociabilidad
- Fortalecer el vínculo familiar como base relacional (matriz de relación)

Esto se resolverá a través de las siguientes preguntas para entender cómo:
- ¿Ayudar al hijo a resolver la ansiedad de separación?
- ¿Qué hacer al identificar los diferentes patrones de sociabilidad?
- ¿Cómo fortalecer el vínculo familiar como base relacional (matriz de relación)?

Séptima Parte: Calidad de Vida

Esta séptima parte de tu curso te permitirá:
- Apropiarte de una herramienta para evaluar periódicamente la calidad de vida del hijo
- Saber cómo intervenir para mejorarla desde casa

DR. CARLOS MEDINA MALO

Esto se resolverá a través de las siguientes preguntas para entender:
- ¿Cómo aplicar toda esta información recibida a lo largo de este curso, para mejorar la calidad de vida de mi hijo?

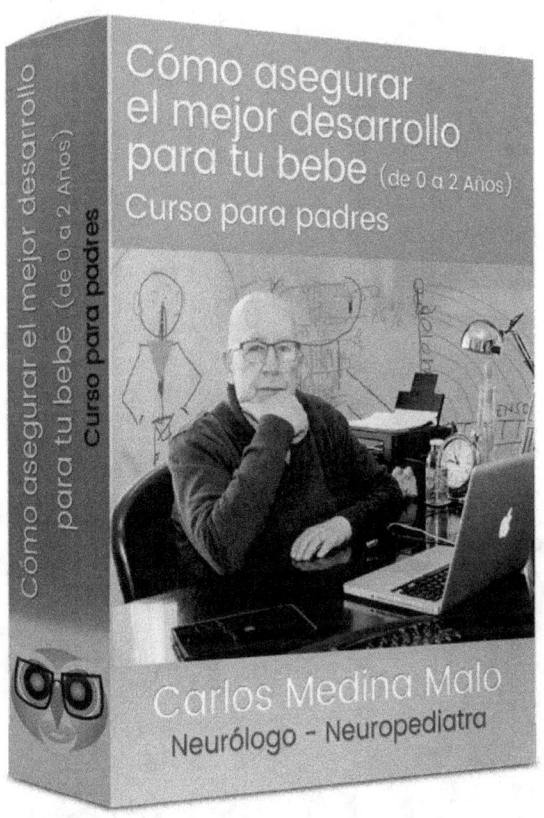

PUEDES ACCEDER A ESTE CURSO A TRAVÉS DE ESTE ENLACE:

http://bit.ly/DesarrolloDeTuBebe

CONTACTO PARA CONFERENCIAS

El doctor Carlos Medina Malo ofrece conferencias sobre los siguientes temas:

- El desarrollo integrado del niño
- Epilepsia
- Autismo
- Aprendizaje
- Y temas relacionados

Puede contactarlo a través del correo electrónico:
medinamalo@gmail.com